U0344962

国家出版基金项目
NATIONAL PUBLICATION FOUNDATION

牛津科普读本

流行病

[澳]彼得·C.多尔蒂/著

聂绍发　程瑶/译

华中科技大学出版社
http://www.hustp.com
中国·武汉

湖北省版权局著作权合同登记　图字：17-2020-053 号

图书在版编目（CIP）数据

流行病/（澳）彼得·C.多尔蒂（Peter C. Doherty）著；聂绍发，程瑶译. -- 武汉：
华中科技大学出版社，2020.8
（牛津科普读本）
ISBN 978-7-5680-6013-4

Ⅰ．①流… Ⅱ．①彼… ②聂… ③程… Ⅲ．①流行病学—普及读物
Ⅳ．① R18-49

中国版本图书馆 CIP 数据核字（2020）第 101203 号

流行病　　　　　　　　　　　　　　　　　　　　　　［澳］彼得·C.多尔蒂　著
Liuxingbing

聂绍发 程 瑶 译

策划编辑：杨玉斌　陈　露
责任编辑：熊　彦　曾　茵　　　　　　　　　　装帧设计：李　楠　陈　露
责任校对：刘　竣　　　　　　　　　　　　　　责任监印：朱　玢

出版发行：华中科技大学出版社（中国·武汉）　　电话：（027）81321913
　　　　　武汉市东湖新技术开发区华工科技园　　　　邮编：430223

录　　排：华中科技大学惠友文印中心
印　　刷：武汉精一佳印刷有限公司
开　　本：880 mm×1230 mm　1/32
印　　张：11.375
字　　数：182 千字
版　　次：2020 年 8 月第 1 版第 1 次印刷
定　　价：88.00 元

总序

欲厦之高，必牢其基础。一个国家，如果全民科学素质不高，不可能成为一个科技强国。提高我国全民科学素质，是实现中华民族伟大复兴的中国梦的客观需要。长期以来，我一直倡导培养年轻人的科学人文精神，就是提倡既要注重年轻人正确的价值观和思想的塑造，又要培养年轻人对自然的探索精神，使他们成为既懂人文、富于人文精神，又懂科技、具有科技能力和科学精神的人，从而做到"物格而后知至，知至而后意诚，意诚而后心正，心正而后身修，身修而后家齐，家齐而后国治，国治而后天下平"。

科学普及是提高全民科学素质的一个重要方式。习近平总书记提出："科技创新、科学普及是实现创新发展的两翼，要把科学普及放在与科技创新同等重要的位置。"这一讲话历史性地将科学普及提高到了国家科技强国战略的高度,充分地显示了科普工作的重要地位和意义。华中科技大学出版社翻译出版"牛津科普读本",引进国外优秀的科普作品,这是一件非常有意义的工作。所以,当他们邀请我为这套书作序时,我欣然同意。

　　人类社会目前正面临许多的困难和危机,例如,环境污染、大气污染、海洋污染、生态失衡、气候变暖、生物多样性危机、病毒肆虐、能源危机、粮食短缺等,这其中许多问题和危机的解决,有赖于人类的共同努力,尤其是科学技术的发展。而科学技术的发展不仅仅是科研人员的事情,也与公众密切相关。大量的事实表明,如果公众对科学探索、技术创新了解不深入,甚至有误解,最终会影响科学自身的发展。科普是连接科学和公众的桥梁。这套"牛津科普读本",着眼于全球现实问题,多方位、多角度地聚焦全人类的生存与发展,包括流行病、能源问题、核安全、气候变化、环境保护、外来生物入侵等,都是现代社会公众普遍关注的社会公共议题、前沿问题、切身问题,选题新颖,时代感强,内容先进,相信读者一定会喜欢。

　　科普是一种创造性的活动,也是一门艺术。科技发展日新月异,科技名词不断涌现,新一轮科技革命和产业变革方兴未艾,如何用通俗易懂的语言、生动形象的比喻,引人入胜地向公众讲述枯燥抽象的原理和专业深奥的知识,从而激发读者对科学的兴趣和探索,理解科技知识,掌握科学方法,领会科学思想,培养科学精神,需要创造性的思维、艺术性的表达。这套"牛津科普读本"采用"一问一答"的编写方式,分专题先介绍有关的基本概念、基本知识,然后解答公众所关心的问题,内容通俗易懂、简明扼要。正所谓"善学者必善问","一问一答"可以较好地触动读者的好奇心,引起他们求知的兴趣,产生共鸣,我以为这套书很好地抓住了科普的本质,令人称道。

王国维曾就诗词创作写道:"诗人对宇宙人生,须入乎其内,又须出乎其外。入乎其内,故能写之。出乎其外,故能观之。入乎其内,故有生气。出乎其外,故有高致。"科普的创作也是如此。科学分工越来越细,必定"隔行如隔山",要将深奥的专业知识转化为通俗易懂的内容,专家最有资格,而且能保证作品的质量。这套"牛津科普读本"的作者都是该领域的一流专家,包括诺贝尔奖获得者、一些发达国家的国家科学院院士等,译者也都是我国各领域的专家、大学教授,这套书可谓是名副其实的"大家小书"。这也从另一个方面反映出出版社的编辑们对这套"牛津科普读本"进行了尽心组织、精心策划、匠心打造。

我期待这套书能够成为科普图书百花园中一道亮丽的风景线。

是为序。

杨叔子

（序言作者系中国科学院院士、华中科技大学原校长）

译者序

    随着科技的发展与社会的进步,全球化进程不断加快和深入,使得人类和动物的联系更为频繁和广泛,创造出了一个容易被流行病侵害的互联世界。人与动物之间疾病传播的发生与发展更为复杂多变,危害和影响更为广泛深远,已经威胁到民众的身心健康和社会秩序的稳定。政府、医疗卫生部门、医疗及其他相关行业在流行病的防控工作上已经取得了卓越的成绩,但是,面对疾病大流行时,仅靠政府和卫生部门的参与并不能完全应对,还需要每一位公民都具备正确的防范知识,密切关注事态的发展,才能让全社会从容不迫地解决问题。

    我们抱着学习的态度来翻译这本著作,本书内容丰富、引经据典、诙谐幽默、通俗易懂,较为系统、全面地阐述了疾病大流行的全过程以及其中蕴含的流行病学原理,即使是对流行病学知识没有任何了解的普通民众,也能轻易理解。本书涉及面广,对疾病大流行感兴趣的读者能从中获取大量有关疾病大流行的背景资料(包括科研文献与影视作品等各方面内容)。作为流行病学专家,作者基于全球疾病大流行的视野,以丰富的背景知识与深刻的认识,将不同物种的疾病大流行,以及大流行与社会缜密地串联起来,全面解读疾病大流行。此外,作者基于疾病大流行的过去和现在,对将来的疾病流行趋势也做出了科学的预测,值得大家学习与借鉴。

为尽量贴合国内读者的阅读习惯,我们在每个章节的小标题前标注了序号。另外,在力求保证本书原文含义的前提下,为体现"信、达、雅"的翻译效果,我们对部分语句进行意译。感谢我的团队成员(刘建华、利国、郭淳、张艳茹、李尧、王思嘉、宫雅琪、胡雪姣、薛琦)对本译著所做的一些前期工作,包括本书相关扩展资料的查阅、初稿的校对、勘误等。感谢华中科技大学出版社杨玉斌编辑对本书精美的图文整理,希望带给读者更好的阅读体验。由于水平有限,译本中难免存在不足之处,恳请广大读者批评指正。

聂绍发

华中科技大学同济医学院公共卫生学院

流行病与卫生统计学系原主任、教授、博士生导师

前言

　　大流行（pandemic）——见到这个词，我们也许会条件反射地联想起一个与它类似的词：恐慌（panic）。虽然这两个词语实际上并没有共同的词源联系（panic 来自希腊神话中的潘神），但疾病大流行可能比其他病毒传染或细菌感染具有更强、更广泛的传播性，因此，大流行确实会引起恐慌。对我们大多数人来说，一种传染性强、传播速度快且致命的病毒甚至比其他重症疾病（比如晚期癌症、白血病、早期老年痴呆、中风、四肢瘫痪、心肌病等）更令人恐慌。不过，即使遭遇了大流行，我们也不能陷入恐慌，我们仍然要保持理智，这是十分必要的。

　　这本书的写作目的正在于此。当我们面对这类威胁时，本书能提供有助于了解事件基本情况的有用信息，以及应对这种威胁的有效方法。虽然我个人参与的传染病防治工作是基于实验室的,但是我也得到了很多从事临床和公共卫生事业的同事的帮助。另外,作为一名参与过很多公共讨论的科研人员与非小说类的科普作家,我非常清楚人们在了解疾病的复杂病程时,很多即使是受过良好教育的人也会感到恐慌,当他们遇到专业术语时甚至可能会产生强烈的反感。这本书中包含了一些关于疾病的专业知识,我希望读者在遇到专业术语时不要轻言放弃。为了解以及应对感染,我们应该掌握一些相关的专业术语。从流行病学的基础——感染和免疫开始,我会尽我最大的努力以一种通俗易懂的方式来解释这些问题。同时,我在文中加入了一些人物故事来便于大家更好地理解,希望大家能够坚持看完这本书。

对于各种病毒、细菌以及其他可以存在于我们体内外的微生物,我们或多或少都应该了解一些,毕竟它们跟我们的关系密切。当感冒或类似流感的疾病蔓延时,我们实际上在以一种温和的方式经历大流行。我希望你们读完本书后,可以了解到有用的背景信息,在网络上搜索自己的症状时能够有的放矢,参与有关的疫苗讨论时能够有自己的见解,在身处有危险病原体流行的地区时知道自己应该怎么应对。一些具有生物或者医学背景的读者阅读本书时可能会跳过这个简短的总结,但是

我必须承认,虽然我从事感染与免疫方面的研究工作已有 50
余年,但当回顾自己的一些作品时,我仍能意识到我的某些理
解是有缺陷的。

有些医学专业术语被频繁使用,但是却没有被正确理解。
"综合征"(syndrome)是指一种复杂的、被新确认的疾病状况,
这个专业术语是在我们知道"为什么"之后才使用的。我们通
常只知道某种疾病"是什么",但是并不知道"为什么"。举个例
子,唐氏综合征是一种由于 21 号染色体在遗传分裂时发生错
误所引起的发育异常。英国医生约翰·兰登·唐(John
Langdon Down)在 1866 年首次描述了这种疾病,但是人们却
花了差不多一个世纪的时间来弄清这种疾病的遗传学机制。
现代医学和循证医学①是以疾病的病因来命名,而不是以某位
知名的医生或者某种疾病的症状来命名,尽管这种类型的命名
经常被运用于临床实践中。例如,SARS(severe acute
respiratory syndrome,严重急性呼吸综合征)与 AIDS
(acquired immunodeficiency syndrome,获得性免疫缺陷综合

---

①　循证医学(evidence-based medicine,EBM)是遵循科学证据的临床医学。它提倡将临
床医师个人的临床实践和经验与客观的科学研究证据结合起来,以最正确的诊断、最安全有
效的治疗和最精确的预后评估服务于每位具体患者。

征,简称艾滋病)就都是基于其病因来进行命名的。现代媒体传播速度非常快且传播周期短,"综合征"这一专业术语已被牢牢嵌入大众的公共意识和一些科技文献中。

"综合征"反映的是疾病流行第一阶段人们的慌乱状态,它可以在一定程度上引起恐慌。当 21 世纪初 SARS 暴发时,感染蔓延极快,当时不知道其感染源,人们都陷入了恐慌,停止了旅行。这对当地企业的影响是灾难性的(除了那些经营传染病防控用品,包括消毒剂和防护口罩的商家),酒店和航空公司都遭受了巨大的经济损失。虽然 SARS 在 8 个月之后基本被控制,但两年后人们仍能感受到其对经济造成的影响。

即使情况并不是很严重,人们的理性思维也会很容易被恐慌所影响。2009 年 10 月我碰巧在加拿大多伦多经历了一场流感,当时一名十几岁的健康、活泼的男孩死于甲型 H_1N_1 流感,人们深感震惊。当时针对这种病毒的疫苗刚刚问世,人们都急于让自己的孩子接种,但是由于疫苗数量不足以及运输条件等方面的限制,不能及时满足每个人的接种需求,供不应求的结果是引起民愤,民众要求政府立即增加供给。然而,人们在 6 个月后得知:甲型 H_1N_1 流感通常只引起一般的轻度感染,而且即便是已经接种了疫苗,可能仍然存在很大的感染风险(比如给孕妇接种时)。

　　作为同时在 2 个流感免疫研究项目中工作的成员(一个在美国田纳西州的孟菲斯,另一个在澳大利亚的墨尔本),我非常清楚他们为这个未知而又熟悉的病原体的分类所付出的努力,两个研究团队都为这一项基础研究做出了重要贡献。他们发现部分 H_1N_1 猪流感病毒在超过 90 年的时间里一直潜藏在哺乳动物中,2009 年初突然出现的这个病毒株,是由感染猪的两种不同的病毒"重组"在一起,产生了能够在人与人之间快速传

流感可能会引起高热
Photo on VisualHunt

播的病原体。对于新病毒的基因序列，科学家们很快意识到，这个新病毒的基因序列至少有一个主要蛋白质与杰弗里·陶本伯格(Jeffrey Taubenberger)及其同事发现的引起1918年西班牙流感大流行的病毒的"复活"基因组非常类似。虽然目前我们不能重现迈克尔·克莱顿(Michael Crichton)的电影《侏罗纪公园》中的情境，让远古生物起死回生，但是陶本伯格和他的同事能够从不同的人体尸检材料中恢复病毒的基因序列，这些基因序列被"整合在一起"用来重组再现当年导致西班牙流感的病原体。西班牙流感仍然是现代历史上最严重的大流行疫情。1918年，"复活"(Lazarus)病毒的研究和处理在超级安全的条件下进行，虽然我们对这类病原体已经了解很多，但是我们仍然不清楚流感导致人们死亡的原因。

如今我们很多人将"流感"与"大流行"联系在一起，从20世纪到21世纪我们一共经历的四次急性致命性传染病疫情都是由流感病毒引起的(其中三次流感大流行见图0.1)。人们对流感(法语"la grippe")早已耳熟能详，在文艺复兴时期甚至在更早之前的记录中就有对其详细的描述，然而流感病毒一直到1933年才被分离出来。基于路易斯·巴斯德(Louis Pasteur)、罗伯特·科赫(Robert Koch)和19世纪其他微生物

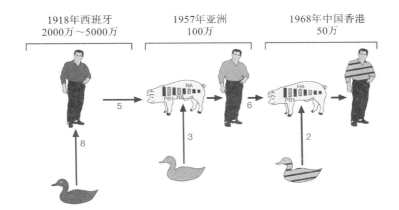

图0.1　本图总结了20世纪的三次流感（A型流感病毒引起）大流行，并说明了其可能的来源：直接来源于鸟类（1918年），或者是通过在鸟类、人和猪体内循环进入猪的肺组织而传播。图中猪身上的小矩形代表流感的8个可以重组的基因片段，如果猪的肺部同时感染两种不同的病毒进而产生一种新的对人类具有高度传染性的病原体，这个过程可称为"抗原漂移"。流感病毒是以病毒颗粒表面的血凝素（H）和神经氨酸酶（N）进行分型的。病毒的名字一般以疫情首次被知晓（1918年）或者首次被分离（1957年和1968年）的时间而定，名字下面的数据代表的是病毒流行的第一年或第二年死亡的人数。由突变（"抗原漂移"）产生的表面 H_2 或 N_2 蛋白的季节性变异，其中有一个毒株被宣布是2013年1月美国流感流行的首要原因。

[该图由圣犹达儿童研究医院（St. Jude Children's Research Hospital）的罗伯特·G.韦伯斯特（Robert G. Webster）博士提供]

学专家的发现，传染病的基本性质在1914—1918年被广泛了解，在第一次世界大战期间，当时的欧洲国家及其殖民地的居民经历了这场疾病大流行。德国总军需官埃里希·冯·鲁登道夫(Erich von Ludendorff)和指挥官陆军元帅保罗·冯·兴登堡(Paul von Hindenburg)提供的资料记载,当时德国人数迅速减少,加上美国也加入战争,鲁登道夫和兴登堡需要源源不断的后备部队来应对,西班牙流感的流行导致军队人数大大减少,这是他们不得不停止军事冲突的原因之一。

　　一开始轴心国和同盟国的政治家和将军们没有承认该疾病对战况的影响,后来一名西班牙非战争人士勇敢地在公众面前承认了那次流感的猖獗,但是西班牙由于公开了这个事件而

听诊器
Photo by Marcelo Leal on Unsplash

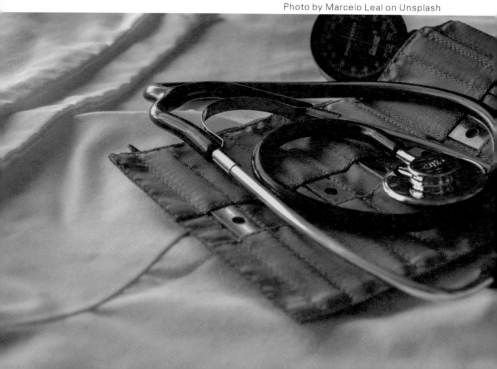

受到斥责。正如约翰·巴里(John Barry)在《大流感》(*The Great Influenza*)中提到的,这种病毒可能是在 1917 年的 6 月由美国远征军带到欧洲的。直到 20 世纪 30 年代,人们才知道西班牙流感是由 A 型流感病毒引起的,这种致命病原体的具体特征直到陶本伯格和他的同事从保存了超过 80 年的肺组织中将其成功分离才被人们所知晓。

比利时和法国的战场上发生过史上最骇人听闻的流感。当时死于流感的人远比死于战争的人要多。正如当代医师维克多·沃恩(Victor Vaughan)所描述,美国新兵的尸体像"堆叠在太平间的一捆捆木材",不过最初由于军事安全的需要,这场灾难的严重性被掩盖了,但是这件事情很快就被曝光。这种疾病确实令人谈虎色变,西班牙流感在平民百姓中肆虐,最终导致多达 5000 万人死亡。

同样的事情现在还会发生吗?现在飞速发展的交通技术意味着,如若 1918 年的病毒传播发生在当代,也许仅仅在几周之内就能造成全世界范围的大流行。一方面,现在全球人口比当时增加了大约 4 倍,由此造成的死亡人数可能在 1 亿到 2 亿之间;另一方面,现代医疗技术的发展能够降低类似西班牙流感的死亡率。很多人查阅了当时的医疗和病理资料,认为

1918—1919 年很大一部分死亡是由细菌感染的恶化效应所致的肺损伤引起。如果这种继发性的细菌性肺炎导致了现在流感大流行，即使没有疫苗，很多患者也能够通过合理地使用抗生素得到救治。

第一次世界大战给人类造成了巨大的创伤。在 20 世纪 20 年代和 20 世纪 30 年代还很少有文学作品讲述由流感造成的灾难，只有当时的医师、病理学家和公共卫生服务人员对其进行了记录。如同以往，在阅读书籍时，我们可以多看一些创意类作品，不仅要看科学家撰写的分析报告，也要看由非小说类作家撰写的通俗作品。凯瑟琳·安·波特(Katharine Anne Porter)在 1939 年撰写的中篇小说《灰色马，灰色的骑手》(*Pale Horse，Pale Rider*)中，给我们讲述了一位幸存者内心的迷失与锥心的悲痛。丹尼斯·勒汉(Dennis Lehane)在 2008 年写的《就在这一天》(*The Given Day*)交织着流感、棒球、主人公贝比·露丝(Babe Ruth)，以及影响着波士顿市政当局和警察部队的政治阴谋与腐败。勒汉给读者描述了这样的场景：勇敢的公职人员，虽然工资很低，但是他们冒着生命危险去帮助患者；还有一些受过感染的幸存者无法再继续工作，而且年纪轻轻就去世了。汤姆·基尼利(Tom Keneally)在 2012 年出版的《火星的女儿》(*The Daughters of Mars*)中,以护理人员为例描述了流感给东欧前线的方方面面造成的灾难性损失。优秀的纪实作品包括克罗斯比(Crosby)经典的《被遗忘的美国大流行:1918 年流感》(*America's Forgotten Pandemic:The Influenza of 1918*)(首次出版于 1976 年)和前面提到的约翰·巴里的《大流感》(2004 年),这两部作品都描述了流感的大流行给社会造成的沉重打击。

仔细端详老照片,我们得以窥探疾病大流行的严重程度:传染病房里一排排铺着白床单的病床上挤满了住院患者;街道上随处可见戴着防护效果极差的布口罩的人们(图 0.2)。人们将告示撕下,在街上跳舞庆祝停战日(1918 年 11 月 11 日)时却被罚款。当局意识到他们面临的问题是不能为要求恢复健康的(或还未受感染的)市民提供更多医生来缓解当时的状况。战争导致医生供不应求,虽然随着医学的发展,我们的健康状况得到改善,但是那些早期的医学革命能够为患者做的却是相当有限的,患有严重流感的患者能否存活很大程度上并不是取决于治疗效果。

西班牙流感的大流行之所以如此骇人听闻,是因为人一旦染上这种疾病很快就会死亡,20 至 40 岁的健康人是高危人

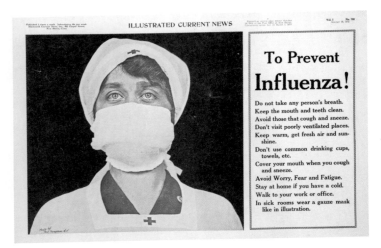

图 0.2　康涅狄格州在 1918 年的这张海报给出的建议仍适用于现在，除了有一点例外——开车可能比步行更好。当局可能会从火车、公交车和电车等方面考虑问题。另外，请人们尽量待在充满新鲜空气和阳光的地方，尤其是不要聚集在流感或其他流行病暴发的地方。
（本图来自美国国立图书馆的图像档案。）

群。有很多人在工作时开始觉得不舒服，随即死在开车回家的路上。有些人觉得身体不舒服便去睡觉休息，却再也没有醒过来。在感染 H_5N_1 禽流感的患者中也有少量的类似情形出现，H_5N_1 禽流感活跃在亚洲地区，仍然是一个潜在的大流行威胁，也可能是流行病中威胁最大的一种。这种方式的死亡不是由继发性细菌感染导致，也不能通过抗生素来治疗。

科学家们在 1918 年成功地研制出了一种疫苗,但是由于他们没有明确感染源,疫苗也不能发挥效用。现在我们能够使用有效的疫苗,以及特定的抗流感病毒药物,只是这些药物必须在疾病的早期使用才能发挥药效。此外,由于药物的使用,可能会导致耐药病毒株出现。这种"逃逸变异体"能够很快出现,其中至少有 H_1N_1 型流感病毒株,也就是导致西班牙流感的病毒类型。事实上,除了流感外,人们针对 HIV(人类免疫缺陷病毒)、丙型肝炎病毒(新发感染)和一些疱疹病毒,这些不太可能引起大流行的病毒,同样没有具体的抗病毒治疗方案。致命的病原体从野生动物宿主传播到人群中,例如 SARS 病毒、亨德拉(Hendra)病毒和尼帕(Nipah)病毒,不过只有 SARS 病毒造成了人群之间的传播。我将在下面的章节中讨论这些病毒感染。

病毒仍然是大流行的最大威胁,尤其是呼吸道病毒。我们对于在某处(比如潜藏在某个野生动物体内,或者某个实验室的冰箱里)出现的病原体不必担心,更不用恐慌。美国政府机构,如国家过敏与传染病研究所(National Institute of Allergy and Infectious Diseases,NIAID)、美国疾控中心,已建立起一些致力于保护人群健康、防备一系列可能导致可怕疾病的"新发病原体"和潜在"生物恐怖因子"威胁的机构。如果你感兴趣,可以查询相关网站。这些病毒感染大多基于一些原因而不太可能暴发,也不太可能导致大流行。事实上,我写这本书的部分动机就是为了减轻广大读者对病毒感染的担忧,如埃博拉(Ebola)、马尔堡(Marburg)、辛诺柏(Sin Nombre)、西尼罗(West Nile)、尼帕和亨德拉等病毒感染,可能会造成严重的临床症状,但仍然不存在明显的大流行威胁。除非这些病原体以某种方式突变,使它们能够有效地通过气溶胶①(或称呼吸道飞沫)进行快速传播,不过我们可以通过采用严格的预防措施,比如环境控制、完善的卫生设备和隔离措施以降低其可能的传播风险。

西班牙流感已经过去了一个世纪,我们将如何做好准备,应对由致命病原体引起的未知挑战? 现在的科技比 1918 年时更为先进,比 20 世纪 80 年代第一次出现 HIV/AIDS 时先进,也比 2002 年时更为先进,那时还不为人所知的 SARS 病毒突然出现在动物身上。然而,当大流行发生时,实验室的研究工作并不能解释所有的问题。任何应对措施的效果都取决于这

———————————

① 气溶胶:由固体或液体小质点分散并悬浮在气体介质中形成的胶体分散体系,又称气体分散体系。

些威胁的性质和实际情况。生活在贫困地区的人群,远比那些拥有各种医疗服务和公共卫生基础设施的少数人群(也包括那些最有可能读这本书的人)要易感得多,拥有强烈的共同目标和责任感的国家的公民会得到更好的保护。

　　然而,即使是资源充足和秩序井然的社会也很容易被真正的大流行击垮。例如,一个所谓的"正常"流感季节,可能需要大量使用急救床和"人工肺"——呼吸机,来有效地治疗重症肺炎患者。然而这些资源也是有限的。面对大流行,需要对患者

医疗设备中的输液器
Photo by Marcelo Leal on Unsplash

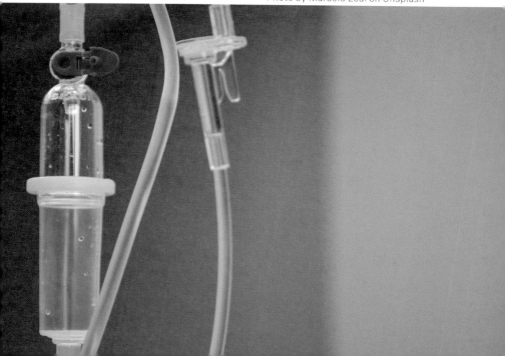

进行分诊、限制活动,还需要相关组织供应食品和其他必需品,以减少人与人之间的接触。与面对大洪水、地震等不可抗力一样,警察、各种急救服务人员和军事力量(全职人员和预备役人员)将很快参与救援,以提供专业人员和物资设备。调动军事力量是情理之中的,对抗大流行是另外一种形式的战争,也需要有前线、指挥机构和工作人员。克劳塞维茨(Clausewitz)认为,那些负责指挥的人必须在心理和行动上准备好应对一系列卫生领域和社会政治领域的事件。

作为高等生物,我们人类在进化的过程中能够迅速应对迫在眉睫的威胁,并能够展现出巨大的勇气和奉献精神。这是一个发生在西班牙流感大流行期间的真实故事,美国费城在1918年初流感肆虐,训练有素的护士们很快不堪重负,护理专业的学生们可以选择返回家乡,但没有一个学生这么做。在1919年费城的宾夕法尼亚大学护理学院年鉴上记录了格雷斯·菲茨杰拉德(Grace Fitzgerald)和玛丽·路易莎·鲍曼(Marie Luise Boremann)两位同学的名字,她们分别在1918年10月12日和13日献出了自己宝贵的生命。这类悲剧一再重演,分别在费城和弗吉尼亚的海军医院工作的玛丽·路易丝·海德尔(Marie Louise Hiddel)、埃德娜·普雷斯(Edna

Place)和莉莲·墨菲(Lillian Murphy)，牺牲之后被授予了美国海军十字勋章。

从"英雄主义"到"机会主义"，人类的每一次危机都会将人性的善恶展现得淋漓尽致。这两种价值观在电影《恐怖地带》(*Outbreak*)和《传染病》(*Contagion*)中有所展现。《恐怖地带》可能是恐怖电影迷们的最爱之一，但其戏剧性的效果破坏了科学完整性。另外，史蒂文·索德伯格(Steven Soderbergh)导演的电影《传染病》，采纳了哥伦比亚大学传染病专家伊恩·利普金(Ian Lipkin)的建议，为我们展现了一个有科学依据的、以最严重的大流行为主题的作品。影片随着剧情的展开，突出了公共卫生人员、科学家、知情公民、警察和军队在提供即时保护和制订长期解决方案时的形象。这两部电影都说明大流行从根本上说是不可预知的。人类社会的运作系统和人体的免疫系统都不能充分应对大流行。不过，对我们有利的是，科技在不断地稳步推进，在应对大流行的一个多世纪的时间里，我们也积累了很多经验。值得一提的是，传染病的研究比我们的实际需要更进一步。越来越先进的诊断工具，可以检测出传播迅速但实际上并不会构成重大威胁的传染病病毒。如果整件事情本身只是虚惊一场，则不可避免地会被媒体炒作而引起人们的愤慨。那些为了吸引人们的眼球而夸大其词的媒体,可能会在人们面对真正的危险时表现得漠不关心,而这种情况是非常危险的。

但是如果出现患者死亡,这种情况就会发生变化,人们会立即意识到危险。没有一本书可以消除我们对大流行的恐惧,我们也不应寄希望于此,但是阅读书籍可以指导我们运用合适的应对措施。2009 年流感大流行的早期阶段,病毒并没有传染给人,但一部分焦虑的人有时被戏称为患上了"健康焦虑症"。当时在墨尔本,医院急诊科挤满了人,队伍一直排到了街上。然而这并不是明智的做法。人们聚集在一起只会使病毒传播的概率增大。当然,我们仍然需要随时关注事态的发展,那些生活在卫生保健系统运作良好的社区的居民,不需要过于担心全球性传染病危机。除了学习正确的防护措施,比如给孩子接种常见的传染病疫苗、养成良好的卫生习惯如经常洗手等之外,我们还能通过纳税来支持公共卫生服务以及基本的生物医学和流行病学研究工作,让政府得以完善基础卫生保健设施,配备充足的能够维持秩序的警力等。

另一方面,在发展中国家,大流行常常会和营养不良等其他持续性问题交织在一起,包括 HIV／AIDS、疟疾和儿童蛔虫感染。全球"根除脊髓灰质炎行动"的经验告诉我们，国家生产疫苗的能力很重要，或者要保证疫苗虽然从外地调用，但应当能够符合当地文化（即可接受性）。2003年，尼日利亚北部谣传，在全球范围内使用的标准脊髓灰质炎活疫苗已经被美国中央情报局证实会导致女性不孕，因此，人们拒绝给孩子接种疫苗，结果脊髓灰质炎的临床患者数量增加了近两倍，从2003年的350例增加到了2004年的1140例，从而导致了该地区根除脊髓灰质炎行动的失败。此外，这种疾病还蔓延到尼日利亚以外的国家，有12个其他非洲国家出现该疾病。可能是来自其他地区的患者导致当地人受感染，所以当地人目前仍然需要给小孩接种脊髓灰质炎疫苗。

后来印度尼西亚开始生产疫苗，脊髓灰质炎的流行很快被控制住了，这也促进了当地疫苗产业的发展。直到2010年，尼日利亚只有48个患者。然而，2012年12月，整个事件再次分崩离析，当时，在巴基斯坦，参与根除脊髓灰质炎行动的16名专门人员（主要是年轻人和女性）被杀害。尼日利亚北部很快效仿，12位推广疫苗的接种工作者和3位朝鲜医生遭到杀戮。从某种程度上来说，如果要根除脊髓灰质炎，我们必须在不同文化背景的地区之间重建信任，并且不能被政治左右。但另一方面,我们仍然无法说服许多年轻的、往往受过良好教育(人文方面)的西方父母给他们的孩子接种疫苗。

当存在特定的传染病威胁时,不歧视、不指责,与那些高危人群进行坦诚明了的沟通是至关重要的。如果在疫情早期我们没有犯一些灾难性的错误,HIV/AIDS 的流行情况可能会比现在好得多。如果你感兴趣,可以读一读兰迪·希尔茨(Randy Shilts)在 1987 年出版的纪实书籍:《三重奏之政治、人民与艾滋病大流行》(*And the Band Played on: Politics, People, and the AIDS Pandemic*),或观看 1993 年播出的同名电视剧,毕竟现在手机的使用非常普遍,我们获取各种信息也非常方便。

社会行为学的"软"科学研究与实验室的"硬"科学研究同样重要。当涉及对抗病原体时,制定系统的、全面的减少或降低疾病危害的策略非常重要。如澳大利亚伯内特研究院(Australia's Burnet Institute)制定的策略涉及了当地政治和宗教领袖、警察局局长、传统医学医师和巫医,还包括家庭、部族结构的实际情况。社会文化的感染力有可能比刚性的、"方方面面都计划好"的指令要好。

在我的祖国澳大利亚，人们经常提到上述这些事件。澳大利亚与美国本土（48个州）的面积大致相同，它四面环海，并且是唯一一个占据整个大陆的国家。它很好地验证了严格的检疫程序的有效性和局限性，这个检疫程序从欧洲人来澳定居后的两个半世纪以来一直实行。澳大利亚还提供了两个独特的案例，关于致命病毒被人为引入到另外一个完全未受保护的群体——野兔的案例研究。此外澳大利亚被隔离在世界上的"另一端"，并拥有务实的议会治理制度和法治制度，它的公共政策的实施情况往往都能为其他地区提供很好的借鉴。当然，这种隔离由于交通的日益发达而被打破。直到1919年，西班牙流感病毒才在澳大利亚出现，然而，现在认为，2009年的 H_1N_1 "猪流感"病毒在美国加利福尼亚州和墨西哥首次检测发现之前就可能已经到达了墨尔本。

最后，应对大流行最好的政策是建立在真实和信息公开的基础上，努力改善每个人的生活，不管他们来自哪里，并且坚持致力于感染与免疫的基础科学和应用科学研究。"提前预防"策略是由美国疾控中心、欧洲疾病预防控制中心（European Centre for Disease Prevention and Control，简称欧洲疾控中心，ECDC）和世界卫生组织等提出，并在撒哈拉以南非洲较贫穷国家实施的保护所有人的策略。疾病大流行以一个很简单、直接、残酷的方式在警示我们每一个人。

感染的世界是无情的、动态的。当我在 2013 年 3 月完成这本书时,北美和欧洲都经历了一系列的流行病疫情,这些疫情主要是由我们熟悉的,但又不同的流感病毒变异株引起的。在过去的几个月里,世界范围内很多人由于感染诺如病毒(Norovirus,一组引起食物中毒症状的病毒,我们称之为肠胃流感病毒)而患病。甚至即使这种流行被很多媒体报道,这种非致命性的却能引起身体不适症状(呕吐)的病毒似乎很快就被媒体忽略了,因为它很少导致人死亡。除此之外,当谈到大流行,导致疾病的病原体只是我们侧重的一个方面,另一方面则涉及我们的生活和行为方式。

这样的思维方式,将我们对大流行的关注提升到更高的水平,那就是实现一个更公平的和可持续发展的目标。从长远来看,大流行只是其中的一部分,甚至可能不是最严重的部分。

这本书的重点是回顾以前发生的疾病大流行,讨论当前疾控运行系统的优势和局限性,并提出我们在未来该如何保护自己。正如你所读到的,第一章定义了一些关键专业术语,并给出了对比如病毒和细菌等感染性微生物性质的基本解释,以及这些病原体如何进入我们的身体,引起疾病和免疫应答,还有我们使用疫苗、药物和其他治疗手段来保护自己。然后,我们思考"大流行""流行"和"暴发"的含义,接着描述 2002 年的 SARS 暴发,这是全新的病原体突然从野生动物传播到人群后发生的疫情。SARS 暴发及时地给了我们一个警告,那就是对一种未知的和传播迅猛的疾病的恐惧会带来什么后果。接着讲述有关呼吸道感染,探讨了结核病(tuberculosis,TB)和流感,这两者构成了持续而又令人熟悉的威胁;正如我所说,因为多重耐药的结核病可能会导致未来的大流行。对动物宿主重点关注延伸到更广的范围,感染是如何从小型哺乳动物转移到我们人群之中的。这反过来又给我们带来另一个主题,即昆虫媒介以及它们传播的疾病,这些疾病包括从野生动物到人类再到人与人之间的传播。

我用两个章节专门回顾病毒的地方性感染,以及现在仅保持在人群中传播的可能导致大流行的病毒,这些"单宿主病原体"可能先前已经在其他物种之间跨物种传播。其中一个章节专注于 HIV,它持续在贫穷的国家肆虐,而在富裕的国家的感染人数相对较少。再接下来一章则是"预警"性地讨论一个特殊的传染性病原体——朊病毒,它能使牛发疯,并对食用这种牛肉的人造成致命的神经系统疾病。由于需要对医疗和针对病原体研究方面(兽医的)进行人员和技术的扩充,本书对SARS造成的经济损失也进行了简要介绍,同时也讨论了检疫的重要性,以及政府在努力保护当地的动植物和农业产业时,将两种非常致命的病毒人为引入"处女地"将会发生什么情况。前面提到的野兔的案例研究便是特定的"生物恐怖"的缩影。当然,大多数人比兔子聪明且具有更好的组织性,即染上烈性

医生们在做手术之前的准备工作
Photo by Piron Guillaume on Unsplash

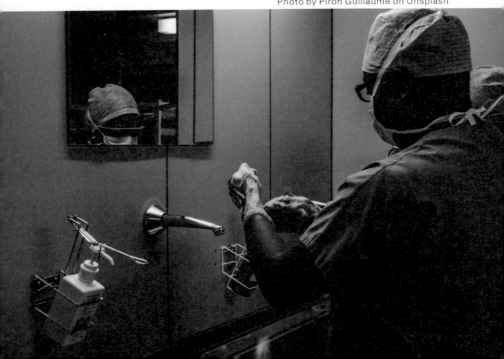

传染病对于没有任何群体免疫力的人群是毁灭性的打击,而人可以趋利避害地利用这种方式来达到某种目的。接下来讨论恐怖分子构成的威胁,并讨论如遇到任何大流行,我们该如何更好地保护自己和我们的家庭、我们的社区。

结尾主要是关于本书的概述,再加上对有关问题的一些简短陈述。在合适的地方,我在个别章节的末尾还提供了一个简短的总结。作为"牛津科普读本"系列丛书的一部分,书的大部分以"问题与答案"的格式来谋篇布局。这里包含了我个人认为的很多人可能会问到的问题,以及最佳答案。

最后,中国政府曾面临一种全新的 H_7N_9 型禽流感病毒,有其他健康问题的老年男性是感染的高风险人群。到目前为止,很少有人与人之间传播的证据,但分子序列则提示病毒可能在人与人之间传播。有证据表明,鸽子体内存在这种病毒,它很可能是从城市的活禽市场开始蔓延,但在美国家禽的感染率却非常低。我们需要有负责国际应对协调以及快速生产疫苗的人员,以防可能发生的疾病大流行。这本书很好地说明了大流行的发生与发展概况,以及我们现在所做的包括病毒感染诊断、疾病预防和治疗等方面的准备。

致谢

虽然我花了毕生精力研究感染和免疫学,出席过很多学术会议,也参与过很多控制全球传染病的活动并担任行动组委员,但是我的专长不仅限于公共卫生领域,也不仅限于临床医学,而是这两者的结合,这也是本书的核心所在。在此,我由衷地感谢我的同事们在百忙之中为本书提出宝贵意见。其中,特别感谢我的传染病科医生朋友们,包括米格拉·卡尼扎(Miguela Caniza)、格雷厄姆·布朗(Graham Brown)、伊恩·古斯特(Ian Gust)和斯蒂芬·肯特(Stephen Kent)。罗布·韦伯斯特(Rob Webster)和安妮·凯尔索(Anne Kelso)大体审阅了流感和大流行的相关内容;科林·马斯特斯(Colin Masters)审阅了疯牛病和变异型克-雅脑病的部分;约翰·马修斯(John Mathews)对本书的主题提供了建设性意见。本书中的图表一部分来自美国疾病预防控制中心（U. S. Centers for Disease Control and Prevention, CDC，简称美国疾控中心）、美国国家医学图书馆（National Library of Medicine, NLM）以及世界卫生组织（World Health Organization, WHO）。另外，某些图中的资料是由我的同事罗布·韦伯斯特提供。此外，我还要感谢我的妻子彭妮（Penny）对本书进行校对。最后，感谢牛津大学出版社的编辑蒂姆·本特（Tim Bent）和基利·拉查姆（Keely Latcham），以及我的经纪人玛丽·坎南（Mary Cunnane）。感谢大家的帮助，使得这本书以更好的形式呈现给大家。

目录

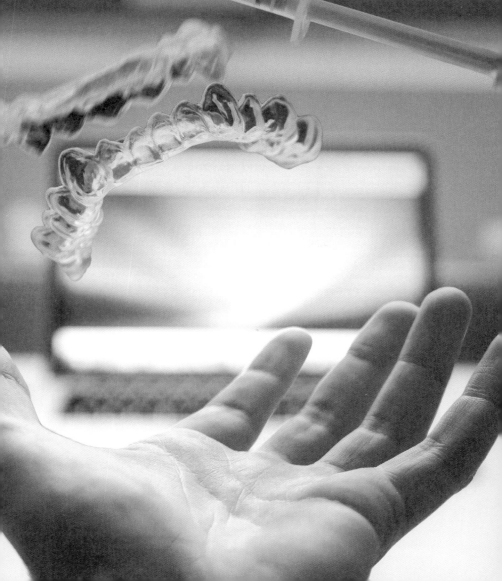

1　感染和免疫

本章重点介绍有关疾病大流行的关键要素和专业术语,希望让那些没有传染病知识储备的读者也能够很好地理解传染病以及有关疾病大流行的公开讨论。但是,我们也不要期望太高,当你阅读时,如果遇到很难理解的涉及大流行详细作用机制的讨论,你最好一带而过。不过与此同时,还是要采纳那些能有助于降低未来个人风险的基本建议。以我为例,我怀疑我能否有效理解超弦理论(一种很复杂的理论)。同样地,当你以这种怀疑的态度来对待阅读时遇到的专业术语(如抗体),你将很难理解书中所要表达的主旨。

读者们常常会偶然在书本或广播等媒介中遇到一些关于感染和免疫的基本概念,即使我们认为是可靠的,也可能会犯原则性错误。某些电视新闻播音员和记者,甚至那些准备起草书稿的研究员或校订书稿的校稿员,也可能不会留意病毒和细菌之间的区别。我曾经看到他们把疟原虫当成病毒,甚至有些评论员不明白药品和疫苗之间的区别,这都说明我们对于基本概念的理解还是有很大差别的。科学语言通常是(也并不总是)简洁的,如果我们不能清楚地陈述我们讨论的是什么,这很容易让读者产生误解。你可能对接下来的许多内容有些熟悉,你可以快速浏览这些内容并确保理解本章重点。

1.1 病毒与细菌有何区别？

病毒与细菌最基本的区别是：细菌具有进行自我复制所需
的所有细胞结构，而亚细胞结构的病毒自我复制，则需要依靠
我们体内各个细胞的能量供应和蛋白质加工机制。许多细菌
是能够移动的；病毒则相反，其本质上是惰性的微粒，它可随风
飘动，或在带着其离开机体的黏液（鼻涕、痰）中沉积，抑或是如
小水滴和气溶胶一样飘浮在空中。许多细菌是依靠其表面名
为鞭毛的微小纤毛的推动而移动的。另外，它们有着完美的螺
旋结构，可以在染色处理后，通过高分辨率的光学显微镜看到。
此外，有些细菌会像蜗牛一样分泌丰富的黏液，这有助于它们
的移动。在发生感染的过程中，黏液是非常重要的，但往往被
忽视。

与更加活跃和独立的细菌不同，病毒（见图 1.1 和图 1.2）
基本上是由受保护的遗传信息（RNA 或 DNA）组成的基因组，
必须侵入活细胞才能繁殖。RNA 或 DNA 受外膜层保护，外
膜层为保护性外壳，其主要成分是蛋白质（衣壳）、脂质（脂肪）
和碳水化合物（糖）。不同的病毒通过不同的方式进入特定靶

细胞,这一过程之后,就是脱壳并释放遗传物质 RNA 或 DNA 到宿主细胞质中。指令包(或基因组)的功能是改变并利用正常的细胞,最终产生新一代的病毒颗粒(病毒体)。子代病毒的基本蛋白质和核酸,由病毒的基因组决定,而脂质和碳水化合物则是从宿主细胞的细胞膜"借"来的。例如,流感病毒从进入机体到成熟,这一周期仅需 6 个小时。

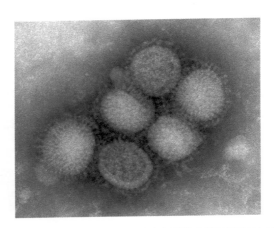

图 1.1 电子显微照片下的甲型流感病毒颗粒(表面 H 和 N 分子模糊可见,本图来自 CDC)

某些机制能让子代病毒在复制周期结束时逃离,从而感染同一个体或不同个体的其他细胞。根据病原体和细胞的类型,病毒的释放可能涉及原宿主细胞的破坏(裂解死亡),或与感染

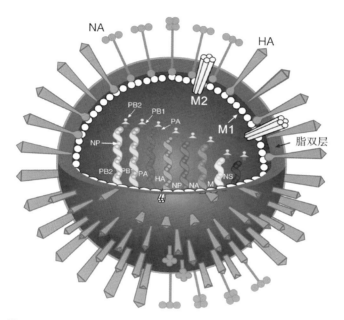

图 1.2 这个病毒图显示流感病毒内部 8 种基因和病毒表面的 HA(菱形)和
NA(茎＋3 点)蛋白质。 HA(或 H)分子的任务是绑定细胞外面的任何唾液
酸(碳水化合物),从而让病毒连接和输入,同时 NA(神经氨酸酶,或 N)破
坏这种新形成的病毒颗粒连接,而让它们逃离,这样它们就可以感染其他细
胞。 当大量人体内的循环血清抗体不能识别时,来源于另一物种的一个不
同的 H 型来临,新的大流行毒株出现。 本图也描述了低丰度和高度保守的
表面离子通道 M2 蛋白,一些研究小组正通过交叉反应研制流感疫苗来抵御
新的大流行毒株。 还有就是利用基因工程的方法来修改,或缩短(截断)H
蛋白,抗体反应的重点是保守的"茎"区域,而不是更多暴露在外部的
"头"。

(该图由圣犹达儿童研究医院的罗伯特·G.韦伯斯特博士提供)

细胞共存并持续产生新的病毒粒子。宿主细胞溶解和持续感染之间的平衡,是决定特定病原体感染的严重程度或毒力的主要因素。第一次入侵的病毒,很快就有数以百万计的后代,每一个都可能感染和潜在破坏(或功能性损伤)我们身体的其他细胞。这也是为什么我们必须要尽早摧毁这些病毒加工厂,详细内容将会在涉及免疫的章节中讨论。

毫无疑问,每个细菌都是有生命的有机体,就如一个古老的争论(中世纪的神学讨论的问题"一个针尖上可以站立多少个天使")回答了病毒是否真正"有生命"这个问题。我们得出这样的结论:这个问题的答案并不一定特别重要。就像所有其他生命形式一样,在微生物界有一种以细菌为宿主进行复制的病毒,被称为噬菌体。拉丁语中"噬"的意思就是"吃"。就像石棺,希腊语的字面意思是"食肉的石头",但是一具石头棺材不可能真正吃人类的尸体,真正腐蚀尸体的是细菌,如同噬菌体——它们杀死细菌(或造成持续感染)而不是吃掉宿主。

就我们的健康而言,噬菌体也不完全是无害的,因为它们可能会导致细菌产生毒性。比如,引起儿童白喉的白喉棒状杆菌,其所携带的持久性噬菌体中就含有编码白喉毒素的DNA。80多年以来,我们已经有一种伟大的疫苗可以诱导人体产生抗体来抵御(中和)这种毒素。在苏联解体后不久,公共卫生服务系统崩溃,由于儿童未接种疫苗,死于白喉的人数急剧上升。我们有必要给儿童接种疫苗,以预防白喉、百日咳和其他(以前流行过的)儿童期常见疾病。

对于免疫和疫苗接种(vaccination),两者之间其实是没有差别的,我会在本章接下来的部分更多地谈及免疫。疫苗接种"vaccination"一词来自"vacca",它在古老的拉丁语中是"牛"的意思,反映了英国医生爱德华·琴纳(Edward Jenner)在1796年的划痕试验。他将取自女佣莎拉手臂"水疱"处的牛痘病毒感染物,通过划痕试验接种到8岁的詹姆斯·菲普斯(James Phipps)的皮肤上。后来,在人类与可怕的疾病天花的抗争中,詹姆斯幸存下来,琴纳的儿子作为受试对象也幸存下来。当代人接种天花病毒感染物,很可能起源于中国。在琴纳的发现之前,中国古代有人曾使用天花病毒感染物(脓疱或痂)进行了类似的试验。由于当时选择了简便的接种方法和在受试对象年龄较小时(年轻人有更强的免疫系统)进行接种,虽然受天花病毒感染治愈后好的情况是留痘印,坏的话可能毁容,但在接种之后受试对象将会获得对天花的终身免疫力,儿童便能够更好地抵御天花。这种方法在17世纪由牧师科顿·马瑟(Cotton

Mather)带到波士顿,并被医生扎布迪尔·博伊尔斯顿
(Zabdiel Boylston)推广开来,在天花的持续暴发时期,挽救了
许多生命。当然,琴纳的牛痘疫苗(牛痘病毒感染物)接种程序
无疑更加安全。世界卫生组织在 1979 年正式宣布,天花在地
球上已被消灭,它也是唯一一种被人类消灭的传染病,从此人
类彻底摆脱了天花这一可怕的灾难。当然,疫苗的使用比原来
琴纳的接种方式更简单!

病毒和细菌无处不在。例如,当我们在珊瑚礁潜水时,海

珊瑚礁
Photo by Ish@see from the sky on Upsplash

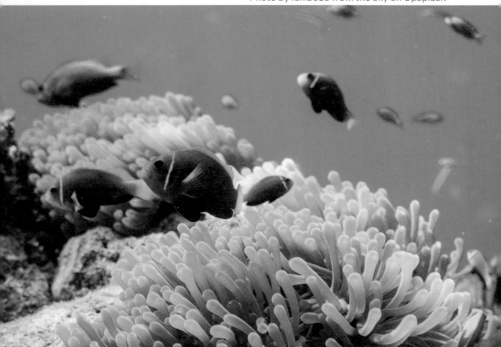

水中就充满了细菌和噬菌体。从人类健康的角度看,除了白喉
杆菌 C,病毒入侵和增殖的解剖部位是哺乳动物呼吸道的上皮
细胞(如流感病毒、副流感病毒)、肝脏的肝细胞(如黄热病毒,
甲、乙、丙型肝炎病毒)、白细胞(如 HIV)等等。另一方面,大
多数细菌喜欢在无菌的、营养丰富的培养基上生长繁殖,实验
室培养基可以被"定义"为适合病原体生长繁殖的一切物质。
这也是为什么我们要阻止家人将未饮用完的牛奶或果汁放入
冰箱留待下次继续饮用。不管我们用什么牙膏或漱口水,我们

鸡蛋
Photo by Enrico Mantegazza on Unsplash

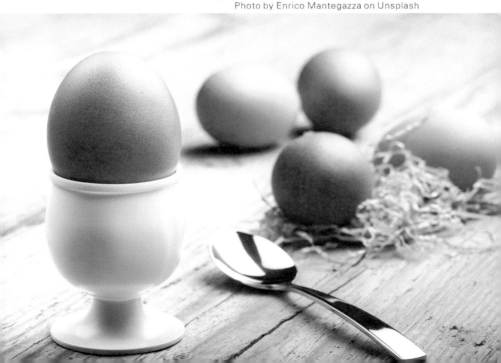

的口腔里都含有细菌。一些存在于我们的身体组织中的致病菌,如结核分枝杆菌,可以侵入(或者寄生于)我们的活细胞之中,其他细菌则大部分在我们的细胞外液中生存。

考虑到更广阔的环境,某些细菌如炭疽杆菌可形成具有抵抗力的细菌芽孢,在土壤中顽强地存活下来,而这是病毒无法做到的。例如,当我们踩到了生锈的钉子去看医生,医生的第一个问题可能会是:"你接种破伤风疫苗有多长时间了?"如果答案是"好久以前",医生很可能会给你注射加大剂量的疫苗(主动免疫)或免疫血清。这种"被动"免疫是将人或马接种破伤风毒素后在血液中产生的抗体注射给人类来提供免疫保护作用。这个例子提醒我们破伤风杆菌的抵抗力非常顽强,破伤风杆菌在土壤中普遍存在。

每个人都可能曾在电视新闻上看到过这样的场景:穿着白大褂的医学家饶有兴致地在灯光下拿着一个圆形的扁平塑料盘做研究。他们可能是在做有关食物中毒的试验,受污染(通常是被粪便污染)的可能是蔬菜、肉类产品,或者鸡蛋。例如,在2011年年中,德国北部的一个有机农场生产的豆芽受到大肠杆菌污染,造成31人死亡,数千人感染。再如1918—1919年的西班牙流感,西班牙出产的黄瓜被误认为是流感暴发的原因,西班牙因此遭受了不公平待遇。一些有机农场使用了大量的牛粪,人们在吃这些农场的瓜果之前最好清洗干净。

让我们把镜头拉回到那些拿着培养皿的医学家身上,接着聚焦在这个培养皿的暴露面,可以看见那些半透明或红色或棕色的背景上的条纹(或块状物),这些明显是由于微生物生长而产生的。你所看到的培养皿,它是由德国细菌学家朱利叶斯·佩特里(Julius Petri)(1853—1921)命名的,里面富含细菌菌落生长繁殖所需的营养物质、血液或琼脂。琼脂与冰激凌的成分一样,是由同一种材料海藻制成的,而"营养物质"包括蛋白质、氨基酸和维生素(半透明基质)、新鲜血液(血平板),或加热血液(巧克力平板)。在我们的认知中,贯穿19世纪的传染病革命正是基于这种细菌培养基的发展,它既可以是流体"汤",也可以是固相(培养皿),这听起来确实有点像烹饪。范妮·赫斯(Fanny Hesse)对琼脂平板有着独创性的见解,并精于使用琼脂平板做科研,她和她的科学家丈夫一同在伟大的普鲁士细菌学家罗伯特·科赫(Robert Koch)(1843—1910)的实验室里工作。罗伯特·科赫是1905年诺贝尔生理学或医学奖得主,他发现了炭疽杆菌(炭疽病)、结核杆菌(结核病)和霍乱弧菌(霍乱)。

我们在这里为大家简单介绍一下早期微生物学历史。尽管自从安东尼·范·列文虎克（Antony van Leeuwenhoek，1632—1723）发明了显微镜，我们认识了单细胞这种生命形式，但大多数人还是认为，这种生命可以由包含"普纽玛"或"生命之热"的非生命物质自然生成。路易斯·巴斯德（Louis Pasteur，1822—1895）在1859年对此进行了反驳，一个盛放有煮过的"汤"的标准烧杯由于顶部是敞开的，烧杯内的"汤"很快就因细菌感染变得浑浊，而与此同时把同样的"汤"盛放在开放的鹅颈瓶（颈部的下倾设计能够隔离空气中的物质，防止空气中的物质直接落入液体里），瓶子依然清澈。后来，巴斯德、罗伯特·科赫和他们的同事在19世纪继续探索感染的原理。有兴趣的读者可以去位于巴黎市中心的博物馆看看巴斯德研究所里的实验室（包括最初的鹅颈瓶）。巴斯德和他的家人所住公寓的走廊对面就是他的实验室，而且他死后就被埋葬在实验室的地下室里。令人惊讶的是，在人类漫长的历史长河中，人们对于感染的认知还不到两个世纪。

另外，当我们谈论亚细胞（病毒）和单细胞传染性病原体（细菌）时，我们需要讨论的不仅仅是细菌和病毒。早些时候，我谈到过疟疾。原生生物，更具体地说是原生动物，如疟原虫、锥体虫（布氏锥体虫可引起昏睡病）和痢疾变形虫（阿米巴痢疾)也是单细胞生物。但是,和我们一样,原生生物(包含原生动物)是真核生物,这意味着它们的 DNA 和细胞质有明确的分隔(膜封闭了细胞核),然而在原核生物细菌体内没有分隔开。当然,这里还有许多其他的差异,如原生动物往往有非常长的生命周期。

例如,在海洋中引发有害"水华"反应的藻类,是独立生存的原生生物;真菌类,按大小和复杂性,其范围从酵母菌(如生存在我们的呼吸道表面的卡氏肺孢子虫)到生长在围场的蘑

水华现象
Photo by Ivan Bandura on Unsplash

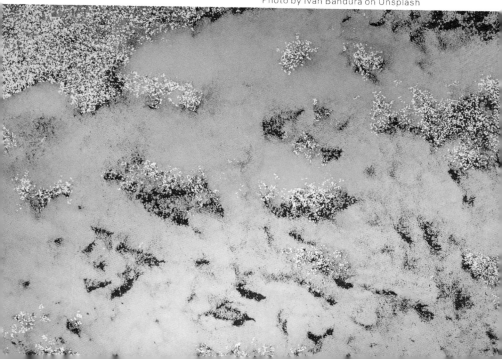

菇,它们都是真核生物。意大利菜的爱好者应该都知道,蘑菇是一种菌类。真菌或霉菌促生了许多抗生素(如青霉素、链霉素),我们用这些抗生素来杀死致病细菌。一些"工业"微生物学家正在考虑使用藻类来"隔离"大量的碳(吸收温室气体二氧化碳),把它作为一种减少人为引起的气候变化的手段。另外一些人正试图"扩大"藻类系统的规模,用来制造碳中和生物燃料。

1.2 RNA 和 DNA 有何区别?

如果我们想要弄清楚病毒和细菌以及原生生物和我们高等生物之间的区别,我们就需要谈一谈有关生命的遗传基础。在细菌和更高级的生命形式中,DNA 作为遗传信息代代相传,而病毒则含有一个 RNA 或 DNA 基因组。这有什么区别呢?非常简单地说,遗传蓝图由有序的三联体密码核酸碱基对编写,AU / CG(腺嘌呤-尿嘧啶,胞嘧啶-鸟嘌呤)用于 RNA,AT / CG (腺嘌呤-胸腺嘧啶,胞嘧啶-鸟嘌呤)用于 DNA。例如,在基因复制时,DNA 代码可被"转录"从而提供一个 RNA 信息(mRNA)。反过来,用它作为模板可组装(或翻译)特定的氨基酸序列,而氨基酸是构成蛋白质的基本物质,蛋白质是构成所有生命必需的基本结构和功能组件。RNA 病毒如流感病毒和艾滋病病毒由于缺乏足够的校对机制容易产生大量的突变体,例如,一个 AU / CG 序列的变化就可能导致免疫逃逸,而 DNA 病毒则不易发生这种情况。但即使不理解 RNA 和 DNA 之间的这种区别,也不会影响到我们对大流行的讨论。

在过去的 30 多年里,类似于 DNA 重组等技术的进步,已彻底改变了我们对感染的理解和处理方式。这个过程包括把遗传物质(包括人类 DNA)转移到细菌、酵母或昆虫体内。事实上任何细菌的生产,就如把它们放进搅拌槽和发酵缸中进行大量培养,将会极大地促进对 DNA 分子的研究,在过去,我们往往只能得到非常低浓度的分子。如今,我们能够在细菌体内制造大量的蛋白质,这些蛋白质甚至能够供我们直接使用。例如,技术成熟的疫苗能够保护我们免受乙肝病毒侵袭。此外,据大众媒体报道,经过研究人员的不断努力,目前一个新的蠕虫细胞转导策略正应用于流感防治。让我们拭目以待!

随着应用化学、机器人技术、计算机技术和工程学的发展,我们读取 RNA 和 DNA 的核酸序列或蛋白质的氨基酸序列的能力得到极大提高。10 多年前,我们主要依赖于抗体检测(在本章后面讨论)来寻找各种变异病毒。现在"深度测序"技术非常先进,我们可以通过分析病毒核酸代码,直接看到任何可能发生的变异。因此,在我们与类似流感等疾病的斗争中,那些代表先进科研水平的实验室将发挥越来越重要的作用。

在疾病诊断和研究中,许多令人瞩目的进展都取决于这个重大的革命性发现:PCR(聚合酶链反应)。法医正是通过提取犯罪现场的血液或精液,应用 PCR 技术,来鉴别杀人犯或强奸犯等并排除那些无辜的人——他们或许会因为此类罪行被判处终身监禁或死缓。你可能看过 2010 年好莱坞电影《定罪》(*Conviction*),影片中希拉里·斯旺克(Hilary Swank)饰演的主角使用 PCR 和基因测序技术从衣服上沾染的血液中得到罪犯的基因序列,证明了她哥哥[由山姆·洛克威尔(Sam Rockwell)饰演]的清白。

1983 年凯利·穆利斯(Kary Mullis)发现 PCR 的原理,因此获得 1993 年诺贝尔化学奖,有关 PCR 的故事在他有趣的自传《心灵裸舞》(*Dancing Naked in the Mind Field*)中有过描写。相关技术细节在此不再赘述,但 PCR 技术可以对特定的生命形态进行准确的描述,如通过制造"引物"来定义研究者感兴趣的基因区域的两端。如果我们正在研究 RNA 病毒(如流感病毒),通过使用逆转录酶(RT),首先复制遗传物质,然后生成一个互补的 cDNA。在可制造蛋白质的 mRNA 模板的 cDNA 拷贝数扩增时,RT-PCR 技术可以用于辨认在一个"正常"的细胞中哪些基因正在被"读出"。美国研究人员霍华德·特明(Howard Temin)和大卫·巴尔的摩(David Baltimore)发现,肿瘤 RNA 病毒使用 RT 将它们的基因信息插入脊椎动物基因组,他们俩因这一发现获得了 1975 年诺贝尔生理学或医学奖。"逆转录病毒"这一术语因此而产生。在 20 世纪 80 年代艾滋病病毒出现后,该发现让我们可以及时了解艾滋病病毒,尽管它不能直接导致癌症,但能融入人类 DNA。当然,大多数病毒并非如此,科学家普遍认为在个体康复后,若它们被免疫反应清除,其基因信息不会再保留在被恢复的个体中。

我们在世界上任何一个先进的生物实验室里,都可以发现并不昂贵的可进行 PCR 的热循环仪。PCR 技术使用了一种耐热 DNA 聚合酶,这种酶(蛋白质)可以通过连续加热和冷却的循环,驱使 DNA 复制而扩大核酸序列。利用特定的诊断工具,我们就能通过如简单的颜色改变,辨认出我们想要的扩增产品。如果我们试图辨认一名谋杀嫌疑人或一种新的致病病毒,那就需要选择使用更昂贵的基因测序仪器,来确定一个或多个关键基因片段准确的核酸序列。

在 PCR 技术出现之前，为了培养细菌或活生物体，如幼鼠大脑或含有病毒的细胞，微生物学家和病毒学家们通常把生物放入培养液或培养皿内，让其生长增殖，然后使用特定试剂，如某种已知病毒蛋白的抗体，来确认他们所发现的物质。血清中存在抗体，"血清型"一词仍然可以被用来描述某种病原体的变异体。现在，在几个小时内，或者最多一两天，我们就可以使用 PCR 技术发现微小的病毒基因组和确认它们的真实身份。例如，规模较大的流感研究中心使用昂贵的设备，可以对大量的病毒标本快速扩增并排序。这意味着我们可以非常精准地追踪流感暴发或大流行的进程，同时监测"逃逸变异株"，这种变异株可引起耐药或一些其他改变，如使用疫苗后不再被循环抗体中和。

1.3 病毒比细菌更小吗？

是的，一般情况下病毒是要比细菌更小一些。与细菌相比，病毒携带编码特定结构蛋白的基因，如包裹和保护流感病毒 RNA 的核糖核蛋白，以及逆转录酶和复制所需的聚合酶。

但病毒比细菌的结构更简单紧凑。它们的寄生方式意味着它们不需要携带太大的细胞器，如控制能量代谢的线粒体和构成蛋白质所必需的核糖体。事实上，早在 20 世纪初，细菌和病毒的第一次分类是基于这个发现：当时所有已知的病毒能通过孔隙大小约 220 纳米（1 纳米＝ 10^{-9} 米）或更小的过滤器（细菌不能）。最小的病毒只有 17 纳米，最大的病毒如 DNA 巨细胞病毒有 150～200 纳米，大部分病毒在 100 纳米左右。对于早期的传染病研究人员来说，"可滤性"和"病毒"是同时出现的，就如同"杜松子酒"和"奎宁水"（两者调和成鸡尾酒金汤力）一样。"病毒"一词来源于拉丁语"传染性活液（可溶性活细菌）"，它由 19 世纪荷兰著名微生物学家马丁纽斯·贝杰林克（Martinius Beijerinck）提出，他通过一个非常细的过滤器获得自己所研究的传染性物质（现在称为烟草花叶病毒），并发现可以这样处理自然界的某些液体。

从病毒的大小来看，一根大头针的针头的直径是 2 毫米（200 万纳米），而我们感染的最大的球状病毒的直径约 200 纳米。以表面积计算，一根大头针的针头相当于大约 1 亿个病毒颗粒。这只是一个很粗略的估算，因为针头不可能完全平坦，并且只有极少数病毒的外形是规则的，我们也不可能对病毒进行"包装"。

人们通过电子显微镜发现,最大的病毒在大小上与最小的细菌相比并没多大差别。例如,尿道支原体细菌依据其营养状态可以仅为 200～300 纳米。虽然大多数细菌可能至少有 1000 纳米,但一些丝状病毒(如埃博拉病毒),尽管直径只有 80 纳米,其长度却有数百甚至数千纳米。两组近年新发现的病毒——拟菌病毒(mimivirus)和超级病毒(megavirus)在 400 纳米以上,有人认为(猜测)它们最开始是细菌,后来转变为寄

在显微镜下观察样品
Photo by Trust "Tru" Katsande on Unsplash

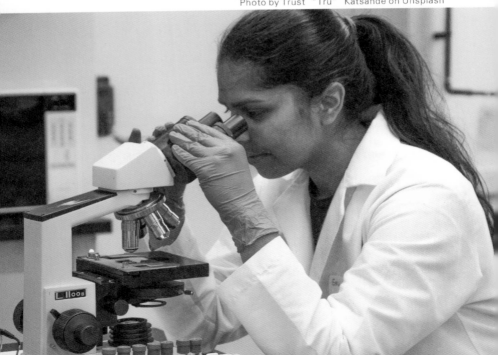

生体,以其他类型细胞作为宿主。

即便如此,在采用混合生物染料如用迈格林华-吉姆萨(May-Grunwald / Giemsa,以发现者的名字命名)染液染色后,我们发现我们感染的许多细菌都足够大,能用高分辨率的光学显微镜看见。不过,绝大多数的病毒并非如此。因为,只有在惰性基质里生长的细菌才能被看见,那些只在活体中复制的脊椎动物病毒仍然不能被看见。这也是为什么一直到 20 世纪下半叶,对细菌性疾病的研究进展仍领先于病毒感染。

这也有例外,那就是对噬菌体的研究,因为细菌靶标可以很容易地在营养琼脂平板上长出菌苔,这使得首次对病毒突变体进行认真分析成为可能。在 20 世纪 30 年代,动物病毒学得到跨越式发展,科学家们采用受精鸡蛋作为"培养基"[见我的书《鸟的命运就是人的命运:如何从鸟类预知人类健康与自然生态受到的威胁》(*Their Fate is Our Fate: How Birds Foretell Threats to Our Health and Our World*)]来培养许多病毒。例如,大多数流感疫苗仍然依靠生长在小鸡胚胎内的病毒来生产,尽管这个时代可能即将结束。20 世纪 50 年代,哺乳动物的组织培养技术得到发展(很大程度上得益于人们利用抗生素有效地控制细菌污染),例如,我们今天仍在使用的乔纳斯·索尔克(Jonas Salk)和阿尔伯特·沙彬(Albert Sabin)研发的脊髓灰质炎灭活疫苗(Salk 株)和脊髓灰质炎减毒活疫苗(Sabin 株)就是基于这种技术。

1.4   在讨论流行病时，为什么区分病毒与细菌很重要？

这有很多原因，比如一些细菌可以形成耐药孢子而存活下来，但真正重要的区别总结下来就一个——抗生素，即细菌感染可以使用抗生素治疗，而病毒则不行。回顾 19 世纪及此前的重大传染病，很明显由细菌引发的一系列疾病占主导地位。从 14 世纪开始，由鼠疫杆菌造成的瘟疫肆虐欧洲几个世纪，经常导致一个城镇或村庄 1/3 到 1/2 的人口死于该感染。由于感染了可导致梅毒的梅毒螺旋体，许多人，包括温斯顿·丘吉尔(Winston Churchill)的父亲伦道夫勋爵(Lord Randolph)出现慢性神经系统疾病，最终导致精神错乱。导致腹泻和发热的细菌，如导致霍乱的霍乱弧菌和导致伤寒的伤寒沙门氏菌是持续的感染源。由结核病(结核杆菌)和麻风病(麻风分枝杆菌)造成的灾难，从"圣经时代"到 19 世纪在文献中都曾有生动的描述。现在，结核病患者的休养所——传染病院(检疫所)和麻风病患者隔离区,基本都已经关闭了。我们担心的是,虽然耐药结核杆菌和其他细菌在井然有序的社会还没有引起大流行,但在医院可能会是一个大问题,它们构成了潜在的全球性大流行的威胁。

细菌性和病毒性疾病的控制,得益于采取公共卫生改善措施(如改善供水质量)。我们知道,有效的疫苗研发可以保护人类免遭某些细菌和病毒的感染,这与对感染导致的疾病进行有效治疗(药物治疗)有着根本的区别。正如我们已经讨论的,细

接种疫苗
Photo by Hyttalo Souza on Unsplash

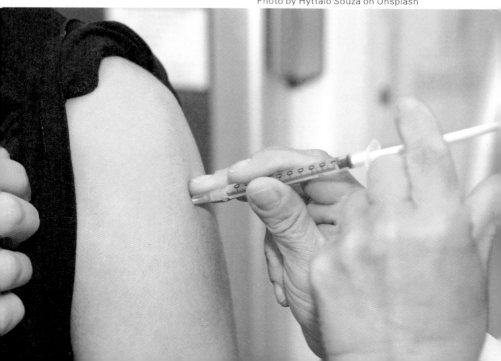

菌、原生动物和真菌是否会导致疾病往往取决于它们自身的数量、感染部位和可能产生的毒素。使用特定的化学药物,如首先是磺胺类药(20世纪30年代),然后是抗生素(20世纪40年代),可以使许多病原体在我们体内的代谢途径被阻断。因此,只要在病原体对我们造成巨大伤害之前确诊,医疗专家通常可以及时使用现有的药物,对抗任何熟悉的或新的细菌病原体。但最终可能会出现抗生素耐药性的问题,而这个问题将会更加严峻。

我们还不能用"重磅炸弹"抗生素来杀灭病毒,因为药物可能对我们的细胞产生毒副作用,如同对病原体一样。因此,与细菌和真菌的情况不同,对病毒来讲,没有对所有病毒有效的"广谱"治疗法。最终的结果是,抗病毒药物和特殊的"生物制剂"(源自活细胞制品),如治疗性单克隆抗体直接把目标放在个体的病原体编码的基因产物上。小分子抗病毒药物(经化学合成的药物)在控制如艾滋病病毒和丙型肝炎病毒(简称丙肝病毒)等持续感染和急性流感病毒(图1.1和图1.2)的治疗上取得了巨大成功,但生产这些药物的经济成本很高,因此,通常被用于不常见的感染。很少有像HIV/AIDS这样,患者一生都必须持续联合服用三种药物进行"鸡尾酒"疗法的情况,希望

这种情况不再出现。在早期,西方制药业拥有这些专利,这些
药物也确实为相关制药公司带来很多利润。

对于抗病毒药物来讲,鉴别诊断也是一个大问题。从防治
流感的经验可以看出,如果它对控制迅速发展的裂解性感染[①]
有价值的话,鉴别诊断就必须尽早实施。当然,如果我们正面
临的是一个已知原因的流行病,这就不是问题,采用现代技术
的鉴定过程花不了几天时间。但是,如果在不清楚病原体传播
途径的情况下遇到特殊的病原体,想想看医生在治疗室里面临
的情景,到处可见咳嗽、打喷嚏的患者,这种情况或许有上百种
传播的可能性。

这里的关键问题是,很多不同的病毒可能引起类似症状,
这反映出被病毒感染后,我们的细胞和组织对机体的反应方式
不及一系列潜在病原体的反应方式那般多样化。即使是由已
知的病毒引起的疫情,医生也很难在没有进行某些专业的快速
测试的情况下做出判断。例如,用一种能防治流感病毒感染的
药物来治疗冠状病毒或腺病毒感染,这并不能发挥作用。我们
所考虑的、可能减少未来传染病流行的一个策略是,对很可能

---

① 裂解性感染:细菌感染后,将以细胞破坏和子代噬菌体的释放为结束标志。

具备潜在危害的病毒组感染来研发药物并进行测试。例如,神经氨酸酶抑制剂瑞乐砂(Relenza)和达菲(Tamiflu)可以用于抑制所有流感病毒的感染,尽管这里存在药物选择的逃逸变异株可能迅速出现的问题。

1.5 普通感冒和流行性感冒都是由大量病毒引起的吗?

是的,我们讨论的是咳嗽、打喷嚏和轻微流感症状,而不是可能致命的"恐怖流感"(关于这个我们稍后会详细讨论)。20世纪50年代,基于组织培养技术和PCR技术的进展,我们已经可以识别出大量的候选病毒,如鼻病毒(rhinovirus)、肠道病毒(enterovirus)、腺病毒(adenovirus)、副黏病毒(paramyxovirus)、冠状病毒(coronavirus)、偏肺病毒(metapneumovirus)等,导致令人不安但非致命的感染通常发生在上呼吸道(鼻子和咽部)。

当你在本书中见到不同的病毒组名称时,不需要去探究任何深层意义。虽然有些病毒有一个明显的词源——rhino(在古希腊是"鼻子"的意思),而常见的感冒病毒主要在鼻子里——虽然大多数病毒名称只是将病原体与相似的分子和(通常,但并不总是)致病特性联系起来(分类)。本书可能没有足够的篇幅来深入讨论细节,因为细节讨论实在太耗费篇幅。正如我们大多数时候不会在第一次遇见某人时,就问他的姓(surname)的含义是什么一样。再比如我们也不会过于追究各种汽车商标的含义。

关于普通感冒病毒是如何被发现并进一步研究的,这里有个有趣的故事。第二次世界大战结束后,英国病毒学家克里斯托弗·安德鲁斯(Christopher Andrewes)爵士为了在索尔兹伯里平原成立英国医学研究理事会(British Medical Research Council, MRC)普通感冒研究机构(Common Cold Unit, CCU),接管了美国预建的美国红十字会/哈佛大学医院。在安德鲁斯和随后的大卫·蒂勒尔(David Tyrrell)的领导下,CCU通过招募志愿者发现,这些致病但不致命的呼吸道感染是由许多病毒引起的,其中包括100个左右的人类鼻病毒,这些病毒只能在体外组织培养基中生长,在温度较低的鼻子中生长。尽管由于许多其他原因,直到1989年CCU关闭时,他们也没有研制出相应的疫苗,但我们对感冒已有了更多的认识。研制疫苗期间,他们招募了约30名有偿志愿者,观察时间为两周,住宿条件很好。志愿者们可以看书,也可以玩游戏,这对于当时的学生来说,待遇还是比较吸引人的。能通过观看相关网站的一系列短片,从一个完全不同的角度观看一些来自不同世界的生物,有些短片还展示了病毒学家如何工作和进行实验研究。如果你觉得所有的科学方法都非常复杂,那么评估这些病毒感染的严重程度的一个基本方法就是数一数那些用来擤鼻涕的、被丢弃的纸巾的数量。

外科医生做手术
Photo on VisualHunt

1.6　病原体究竟是什么?

真正的病原体,无论是病毒、细菌或者原生动物,均是能引起明显疾病症状的、具有毒性的致病性传染源。感染可以是全身性的(通过血液循环播散到全身)或局部的(局限于特定细胞类型或组织器官)。在有关大流行的讨论中,一些比较重要的流感病毒引起轻微的、局部的(鸟类的肠道或我们的肺部)感染,被定义为低致病性感染。假如,某种病毒在变异后产生了毒性更大的,且可能扩散到大脑的流感病毒,我们则称变异后的病毒为高致病性流感病毒。特别是 H_5N_1 型禽流感病毒,你可能偶尔在媒体的报道中看见过"高致病性禽流感"和"低致病性禽流感"。有时,某一种病毒可能在一个物种中为高致病性(在鹅和天鹅中的高致病性 H_5N_1 型禽流感病毒),而在另一个物种中为低致病性(在鸭中有同样的病毒)。另外,由于鸟儿们能够飞得很远,这也大大增加了在它们正常迁移路径附近国家传播的可能性。

不管怎么说,词语"致病"和"致病性"源于病理学学科:有关疾病生物学机制的基础研究。要分析一种传染病如何导致组织和器官病理改变,引起严重症状(异常状态或功能缺失),病理学家致力于弄清楚疾病的发病机制。通常,关注传染性病原体的病理学家可能是专业人士,他们和其他从事微生物研究工作的专业人士,如细菌学家、病毒学家或真菌学家一样,在进行了一系列的调查后,得出最终结论。

通过阅读凯西·赖克(Kathy Reich)和帕特丽夏·康韦尔(Patricia Cornwell)的小说或者观看由哥伦比亚广播公司(CBS)制作的电视节目《犯罪现场》(*CSI*)或由英国广播公司(BBC)制作的《无声的见证》(*Silent Witness*),几乎每个人都有可能了解法医病理学家的工作。虽然可能不像上镜的电视演员那样,但对于从事研究工作的他们来说,例如,非人类的灵长类动物感染了极其致命的病毒——埃博拉病毒,正在进行的工作就如同在电影中所描述的那样充满危险。根据生物安全防护等级(biological safety level, BSL)分类,所有已知的传染性生物体按危险性被分为1~4级。例如,埃博拉病毒的BSL为4级,它要在BSL-4实验室内进行处理。这意味着手持解剖刀的病理学家和他的同事将会得到非常安全的保护。对于如流感病毒标准株等威胁较小的病毒,大多数研究人员从事相应工作只需在安全、设施齐全的BSL-2实验室内就行。在放有活病原体的容器敞开的条件下进行任何分析,都需要戴可以过滤空气的(滤除病毒和细菌)、正面是玻璃的不锈钢生物安全头盔,并在开放处(一般 10～15 厘米)设置一个"空气幕"进行防护。

此外,科学家或技术人员将戴一次性手套和穿专业实验服(或工作服)。这些用品根据实验室的生物安全防护等级要求在使用后应进行相应处理,或永久留在实验室,或在使用后丢弃。所有的工作台面要求使用消毒剂清洗干净。"垃圾"和"脏瓶子"等污染物将被扔进消毒液(次氯酸盐溶液)或随后进行热压处理(使用 120 ℃高压蒸汽,至少持续 15 分钟)。不锈钢产品很容易清洁。我们把高锰酸钾($KMnO_4$)添加到福尔马林(甲醛和水的混合溶液)中,关门且快速退出房间。之后实验室空置 24 小时,并在排风扇将室内空气彻底排到室外之后再进入室内。

除了 BSL-2 外,对于 BSL-3 到 BSL-3＋或最终的 BSL-4,危险病原体的处理需在负压间和带手套箱的密封罩内,如同研究人员在一个有空气供给的完整的"太空服"内。在完成手头的工作后,BSL-3＋和 BSL-4 的研究人员需要用消毒剂冲洗干净,脱去防护装备并在换回外出服前"淋浴"。基本上,经过这一系列处理,其他微生物都会被消灭。所有剩余材料将被热压处理或焚烧。这些都是为了减少研究人员被感染,然后把病毒传染给其他人的可能性。

尽管在正常情况下,不太可能要求把那些研究危险的人类病原体的研究人员隔离起来,但那些研究国内重要动物的高度传染性病毒的人员可能会被禁止与部分群体接触,例如,可能会被禁止居住在农场或与牲畜有任何接触。经常在 BSL-3＋或 BSL-4 实验室工作的这类人员需要具有很强的奉献精神。而且,这种烦琐和代价昂贵的工作方式,可能会阻碍人类对病原体的研究。大多数科学家对一些研究感兴趣,他们可能愿意选择不与病原体直接接触的工作,这样在他们探索重要问题时就没有太多关于"超高安全性"和"过分审查"的烦恼。

1.7 感染是如何发生的?

想要引发疾病,病毒和细菌必须进入我们的身体组织,进入我们各种器官的细胞内外空间。法国伟大的生理学家克劳德·伯纳德(Claude Bernard,1813—1878)提出了"内环境"的概念。水平传播的基本要求是病毒或细菌必须穿越或破坏某些把我们与外部环境隔开的细胞屏障,它们分布在皮肤、胃肠道和呼吸道表面的黏膜、女性的生殖系统,以及我们身体的各种器官内部等处。

皮肤是由平坦的鳞状上皮、较深层的角质层和较厚的底层真皮组成的,通常是一个坚固的保护屏障。真皮层包含宿主的反应细胞,尤其是巨噬细胞和另一种类型的皮肤吞噬细胞,即朗格汉斯细胞(Langerhans cell),它们能迅速地吞噬和消灭任何经由损伤的皮肤进入的病毒或细菌。一旦有反馈信号,这些

人体皮肤系统
Photo on ScientificAnimations

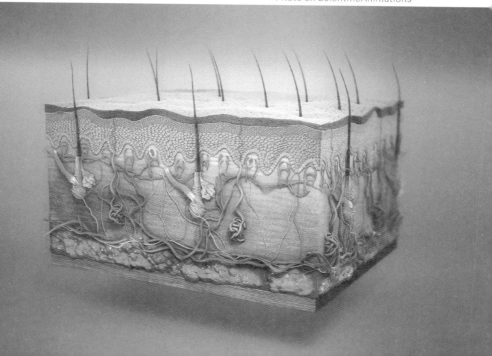

部位的吞噬细胞就能在有淋巴管的淋巴器官内分散和到达区域淋巴结(稍后我们将会详细讨论),这也是为什么爱德华·琴纳用来做划痕试验的牛痘病毒能够通过皮肤划痕在年轻的詹姆斯·菲普斯和随后200年间的数亿人身上诱导出保护性免疫反应(主动免疫)。

淋巴管组成了我们体内的第二个循环,即从我们的身体组织中流出的细胞外液(淋巴),经过"过滤器"淋巴组织回流到血液中。假若这种淋巴管被机械性阻塞,例如蚊子传播的大量的丝虫寄生虫,如班氏丝虫聚集在下肢的淋巴管内,人们可能会出现腿部肿胀,俗称"象皮肿"。随着年龄的增长,大多数人的脚踝都会出现依赖性增厚,这是渐进性心力衰竭和活动减少的信号:淋巴回流是一个被动的过程,依赖于运动肌肉群的泵血活动。

例如,我们都曾有过这样的亲身经历,皮肤很容易受到一些直达深层组织的穿透性损伤。因此,最好是通过皮下注射(这种技术不能用于琴纳的牛痘接种)刺入消毒过的皮肤以到达下面的肌肉组织,来提供抗生素。皮下注射就是由此而开发的,这种技术也曾被滥用而引起威胁生命的疾病。然而,生锈的钉子、刀或枪造成的创伤,抑或是可能比之更危险但很少引起警觉的携带病毒的蚊子或携带会引起昏睡病的锥虫的非洲舌蝇叮咬造成的伤口，都有局部细菌感染的风险。我们通常可采取穿厚衣服和使用化学驱虫剂的方法，来避免被昆虫叮咬。如果有机会的话，大多数人都会避开冲突地区，但对于那些饮酒成风的地区，情况未必如此。战争就是战争，而不是流行病，不过，就像随着年龄增长而出现的被动心力衰竭一样，它们反映了人类的特征。

虽然管状器官的"内腔"，或内部开放的空腔，如肠道、呼吸道和女性生殖道不像皮肤那样明显，但从某种意义上来说，也是身体的内环境。所有这些组织的表面，被"黏膜上皮"或"黏膜"覆盖。此外，黏液或保护液经由淋巴管流向淋巴结，形成黏液保护层或覆盖在暴露于外的黏膜细胞外层上。由特殊的杯状细胞分泌的溶于水的黏蛋白是黏液的基本成分。除了黏蛋白，黏液还含有一些盐和复杂的分子，包含天然防腐剂（如溶菌酶）和免疫个体的某些针对潜在病原体的特殊抗体。黏液也用于产生唾液和眼泪。黏液系统也会出错，就如导致严重呼吸道问题的人类遗传疾病囊性纤维化，会使我们皮肤汗腺的排毒和体温调节功能大打折扣。

上呼吸道和胃肠道的上半部分通常是类似的。在胃肠道中,胃的酸性环境会杀死许多我们已摄入的潜在病原体,以防止它们进入肠道及其下方。显然,没有类似的机制来保护我们的肺。此外,通过饭前洗手和刀、叉、勺等餐具的使用,我们可以在最大程度上减小胃肠道接触感染源的风险。手部卫生是非常重要的,我们要改掉诸如抠鼻子的习惯。

我们一定要养成良好的卫生习惯。除了保持良好的手部卫生,并且与咳嗽、打喷嚏的人保持距离外,还要避免与呼吸道病毒的接触,这比与前者保持距离困难多了。

一天 24 小时,我们都必须呼吸。生理上唯一的例外是当我们还是胎儿时,生存所需的氧气(O_2)由母亲的红细胞(red blood cell,RBC)通过胎盘和脐带供给发育中的胚胎。通过相反的途径,正常细胞或组织新陈代谢过程中产生的多余的二氧化碳被胎儿排出。出生后,我们每分钟需要呼气和吸气 15～20 次(一个正常成人在休息时的状态),最大运动量时达 50 次。并且,呼吸也不能选择,除非我们使用呼吸机呼吸,或居住在一个封闭的、受保护的空间,比如干净的制造工厂(如电子厂或纳米技术工厂)或空气经过过滤的生物安全实验室,除此之外,我们没办法保证空气是干净的,即使我们自认为呼吸的是新鲜空气,也有可能受到污染。即使我们面朝广阔的海洋,感受着海风,看起来似乎相当安全,令人振奋,但也存在着可能性极小的空气污染,如来自风景如画的岬(如澳大利亚的埃斯佩兰斯)周边的码头上的一大堆含铅矿石中的灰尘,正在风中"飘浮"。

我们在吐痰和打喷嚏或者咳嗽时要采取能够降低疾病传播风险的措施,用手帕或纸巾捂住鼻子,小心避免被感染的气溶胶排出。如果我们的手被污染,我们就有可能将"污染"(流行病学专家称为"污染物")传播到其他物体表面,污染物再被其他人触摸。儿童通常是呼吸道感染的主要人群,在宣传咳嗽时的卫生习惯时需要重视儿童教育。在英国,2009年的流感大流行期间,住院人数有两个高峰,两个高峰之间的"峰谷"处正好是在暑期,儿童之间的接触减少。

一次没有保护措施的咳嗽,会生成一片由雾化状黏液组成的巨大云雾团,当我们说话,甚至呼吸时也会如此。阻断呼吸道传播的唯一办法就是隔离受感染个体。因此,在世界大部分地区,尤其是水和食物的供应安全可靠(清洁)的发达国家,严重呼吸道感染有可能导致严重的甚至致命的后果。对于严重腹泻的患者来说,尚能通过液体疗法来维持身体的机能,但是清洁堵塞的肺部在医学上却更具挑战性。

1.8 "鼻涕"究竟是什么?

基本上,鼻涕和痰的成分是黏液加上其他污染物。呼吸道黏膜上皮细胞表面的纤毛如同刷子一样,能够把黏液向上或向外移动。当我们被感染时,我们的黏液里含有其他物质,如衰老或死亡的宿主细胞、病原体、各种各样的细胞分解产物等。绿色或亮黄色的鼻涕提示可能是细菌感染。例如,对于由不会蔓延到呼吸道的普通感冒鼻病毒引起的感染,我们打喷嚏时喷出的物质可能仅来自鼻腔。痰或黏液可以在咳嗽时,从流感病毒感染的肺部深处被咳出。这些东西必须清除,不然就会阻塞呼吸道。相对于肠道感染,尤其是细菌性痢疾,黏液性粪便会带走大量的液体。黏液的相对缺失,反映出病原体造成了大量上皮细胞损伤,而体内缺水可能是由单纯性脱水引起的。

1.9 水平传播是什么? 还有别的传播方式吗?

大多数传染病直接由其他人或动物传染,而得以水平传播,也就是说,经接触呼吸道飞沫(或称"气溶胶")、唾液,病毒

(如流感病毒、轮状病毒、甲型肝炎病毒)或细菌(如百日咳杆菌),从供体 X 传播到受体 Y。其他水平传播方式:比如在过去通过注射,丙型肝炎病毒经未经消毒的皮下注射针传播;或者经由蚊或蜱虫的叮咬而感染虫媒病毒(arbovirus)。某些病原体的传染性通常没那么强。正如艾滋病病毒,它由阴道或肛门性行为,或接触被病毒污染的血液而传播,所有大流行传染基本上都是水平的。

如果病原体直接由母亲传播给孩子,则称为垂直传播。垂直传播的病毒如麻疹病毒或风疹(德国麻疹)病毒经由胎盘感染传给胎儿。在子宫内传播的病毒如风疹病毒或巨细胞病毒会导致早产。即使母亲没有流产,幸存胎儿也可能会出现畸形,从小头畸形(小大脑)到白内障。即使出生时相对正常的孩子,也可能会在学习和心理上等出现一系列问题(根据感染发生时胎儿所处的生长阶段不同而异)。每一名成年育龄妇女应该确保在怀孕前已接种过麻疹、腮腺炎和风疹疫苗。遗憾的是,目前我们还没有研制出巨细胞病毒疫苗。

对于新生儿来说,如果母亲患有某种持续性感染的话,分娩时婴儿可能会因为接触到受污染的血液而被感染。同样,摄入被病毒污染的母乳和被唾液污染的咀嚼过的食物也可以传播 HIV /AIDS。此时,我们可以通过采取措施,确保 HIV 阳性、产前(或哺乳期)的妇女接受抗病毒药物治疗来预防这种传播。

1.10 所有的病毒和细菌感染都对人有害吗?

这取决于所感染的类型,并不是所有存活在我们体内或体表的微生物都是潜在的病原体。有些在我们呼吸道和胃肠道

怀孕中的妇女
Photo by freestocks on Unsplash

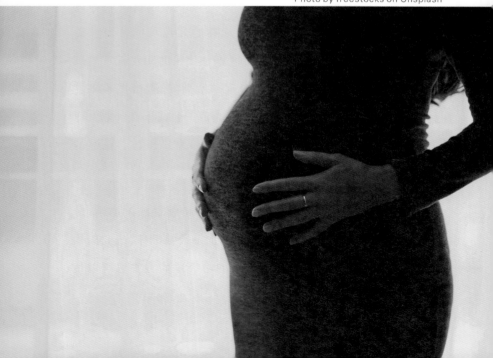

的黏膜上皮细胞表面生存的微生物,被称为"共生微生物"。例如一些居住在人类肠道的细菌,它们能够产生帮助分解各种食物的酶,还有一些基本营养素,如维生素 B_7(生物素)、维生素 B_{12} 和烟酸等。正常肠道菌群约占人体粪便干重的 50%,除了对饮食的贡献外,还大大挤占了其他的、致病性更强的微生物的空间。近年来,"益生菌"如何界定的问题,引起了科学家的强烈兴趣,特别是抗生素的过度使用,可能会影响这些肠道细菌的种类分布,以致被那些"坏的微生物"侵占,例如这些"坏的微生物"可能产生毒素并穿透胃肠道壁而被吸收到血液中。

　　然而,共生微生物并不都是有益的。特别是当我们的免疫系统由于某些原因失效时,通常存活在消化道和呼吸道的良性"居民"可能会被隐孢子虫(某种共生寄生虫)或肺孢子菌(某种真菌)侵入组织,可能分别导致致命的腹泻或呼吸问题。又如,由治疗癌症导致的大规模免疫抑制,或在那些感染了 HIV/AIDS 而未经治疗(药物)的患者体内出现几乎不可避免的免疫系统崩溃。生长在我们的皮肤上的金黄色葡萄球菌(Staphylococcus aureus)偶尔会引起疖子、粉刺,也可能成为手术后感染的一个主要原因。对于免疫缺陷个体来说,共生微生物可能会成为病原体,有时还会成为导致医院感染暴发的危险因素(如金黄色葡萄球菌)。即便如此,它们也不会引起流行,更不会引起大流行。

1.11 如果有细菌和原生动物的"微生物群",是否也有"病毒群"?

是的,我们体内都有一个"病毒群",这些在我们体内生活的病毒有时不是良性的。疱疹病毒包括巨细胞病毒、单纯疱疹病毒(HSV)、带状疱疹病毒和 EB 病毒(EBV)等。其中,单纯疱疹病毒 I 型(HSV1)导致唇疱疹,单纯疱疹病毒 II 型(HSV2)导致生殖道感染,带状疱疹病毒会使年轻人患水痘,老年人患带状疱疹。一些病毒(如单纯疱疹病毒和带状疱疹病毒)潜伏或隐藏在体内的不同神经细胞中,被激活后可引起嘴唇、黏膜或皮肤的局部损伤。其他病毒,尤其是 EB 病毒,可能会引发各种癌症,在讨论 HIV/AIDS 时,将会有更详细的介绍。

尽管病毒群对我们没有明显的益处,我们还是可以同它们融洽地共存。虽然复发的单纯疱疹病毒 II 型感染可能会让我们非常虚弱,但这些病毒在我们体内很少被激活,因而很少导致致命的疾病。稍后我们将在谈到艾滋病的问题时讨论一些例外情况。除非它们的传播途径发生改变,能够经由气溶胶传播,否则这些人类疱疹病毒不大可能导致大流行。而这种改变发生的可能性是极小的,尽管它的一个"远亲"病毒曾在鸡体内引发传染性喉气管炎。同样,当禽类吸入被感染同类的羽毛毛囊脱落的物质,马立克氏病(一种疱疹病毒诱导的炎性病变)就会传播开来。这两种病毒都是全球流行的,而且由于它们是鸡肉生产商面临的主要问题,所以有相关的疫苗。

同样,大多数疱疹病毒的宿主范围非常有限。如单纯疱疹病毒(猴疱疹病毒或 B 病毒)作为恒河猕猴病毒群的一部分,使与灵长类动物接触的研究人员和科学家罹患严重脑炎(发现 20~26 名患者,其中有 16 名死亡)。最近一次死亡(1997 年)的是研究员伊丽莎白·格里芬(Elizabeth Griffin),她在美国亚特兰大的耶基斯地方灵长类动物研究中心工作时,眼睛不小心被飞溅物击中,飞溅物中可能存在与一些野生动物宿主携带的病毒相似的其他病毒。

回到病毒组本身,我们的粪便也携带病毒,这些病毒或来自于我们摄取的食物,或作为噬菌体生活在我们的肠道微生物群中。正如上面所讨论的,所有的生物都有各自的病毒感染范围。有些是致命的,有些是无害的。我们食用的植物也可能含有病毒,但它们经过我们的胃肠道后变得对我们无害。

1. 12 "免疫力"到底是什么?

免疫力(我的研究领域)是非常复杂的,如下观点可以帮助你了解一些要点:何时会出现严重的感染,我们可以做什么来防止或改善这种情况。"免疫力"(immunity)一词来自拉丁语"*immunis*",意思是"免税"。罗马帝国时期,享有"杰尼奥豁免权"(*Genio immunium*)的退伍军人,在战后回国或履行完维持帝国驻军的责任后享有免税的权利。他们承诺效忠象征着古罗马神话中智慧与战争的女神密涅瓦(Minerva)。在当时的社会,人们广泛地用佩戴着独特的甲胄、头盔和长矛的密涅瓦作为领导和智慧的象征。密涅瓦也可以被看作是为我们和后代接种疫苗提供免疫保护作用的智慧形象。

实际上,脊椎动物的免疫系统已经进化,以减少其他病原体对机体产生的不良影响,但病毒、细菌、原生动物和其他病原体等寄生生物繁殖和变异更迅速。免疫系统必须随时准备好应对大自然带来的任何挑战,还要利用卫生设备以及抗生素、疫苗等做好一切准备,这是非常有意义的事情,尤其是身体里的白细胞及其产物,亿万年来为我们提供保护。

　　生物的先天性免疫反应能利用吞噬机制(有害的亚细胞被吞噬和破坏)应对最初的感染,这种机制在生物学中,如在果蝇(一种具有代表性的经长期进化而来的物种)和人类体内都普遍存在。我们通过接种疫苗引起的特殊适应性免疫应答是脊椎动物所特有的,这仅在颌骨鱼类和更高级的物种体内被发现。适应性免疫很可能起源于 3.5 亿—4 亿年前的"宇宙大爆

果蝇
Photo on VisualHunt

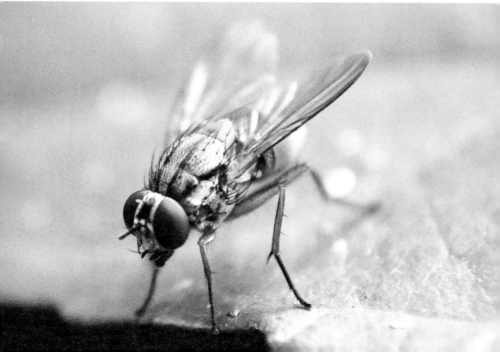

炸"。当然,这个"大爆炸"可能延续了一百多万年,目前我们还没有足够的证据来回答这个问题。总的来说,先天性免疫和适应性免疫系统共同引发了最有益的宿主反应。

在感染病原体时,入侵的病毒或细菌首先在寄生的邻近细胞上触发先天性免疫反应,这在很大程度上是由被称为细胞因子和趋化因子的分泌分子所介导的。例如,在病毒感染早期,1型干扰素是会限制一些病毒(尤其是流感病毒)生长功能的细胞因子蛋白质,而防御素则是会抑制细菌生长的多肽类。此外,细胞因子和趋化因子会提供信号,诱导各种类别的白细胞经由血管壁进入受损组织或器官。这些产生先天性免疫反应的白细胞在骨髓中产生,包括中性粒细胞(也称为粒细胞)、巨噬细胞等,它们对入侵细菌或病毒以及损伤的细胞进行吞噬和消灭,并且产生更多的细胞因子和趋化因子。

细胞因子蔓延到血液中也可成为内生致热原,扰乱下丘脑的体温调节机制并引起发热。事实上,一些细胞因子可以进一步以大脑的其他部分为靶器官,导致我们昏昏欲睡或发热,我们可能会反应迟缓,这时我们应该尊重身体信号,放轻松。此外,发热能够抑制那些喜爱在较低温度生长的病毒和细菌的复制。高热持续太久可能会威胁生命,但它通常是一种保护机制。

如果没有早期先天性免疫反应来控制感染,身体可能很快会被快速生长的细菌病原体所击垮,这种情况被称为败血症。不利的是,先天性免疫反应可能太剧烈从而使患者遭受细胞因子冲击。例如,在某些高致病性流感病毒的感染过程中,特殊宿主反应因子的毒副作用致使大量的血管渗漏,以及由此导致患者因肺部渗出液而窒息。目前我们对此知之甚少,研究焦点集中在对病毒作用机制的探索上,以便药理学家和医生制定合适的治疗方案。

虽然先天性免疫反应可以减缓感染的进程,但它通常是一把"钝刀",没有能力消灭"入侵者"。而消灭"入侵者"将是缓慢发展中的适应性免疫应答所应承担的任务。参与适应性免疫的细胞还包括其他白细胞、B淋巴细胞(即B细胞)和T淋巴细胞(即T细胞)。其有效性依赖于B细胞和T细胞受体(T-cell receptor,TCR)库的多样性,这些受体主要与存在的外来入侵者发生反应。

T细胞在我们的胸腺中生长,这样每个细胞(或克隆前体)表达出单个特异性细胞受体的多个拷贝,它们不对自己的身体组织起反应(一种称为"自身耐受"的保护机制),却可在其他细胞的表面识别"自身修饰"蛋白。自身修饰蛋白这个概念非常复杂,在此不做详细介绍,但这对于本书的阅读影响不大,我和我的瑞士同事罗尔夫·辛克纳吉(Rolf Zinkernagel)因此获得了诺贝尔奖。简单来说,自身修饰蛋白是一种在细胞质中形成的特殊蛋白质,然后"获得"病毒或细菌蛋白质的一个"小点"(8~12个氨基酸肽),并把它携带到感染细胞的表面。在那里,就像锁和钥匙一样,外来物质和 TCR 很好地结合在一起。

关于病毒特异性 T 细胞本身,主要有两种类型,大致上分为 CD8$^+$ 杀伤 T 细胞——细胞毒性 T 细胞(CTL)和 CD4$^+$ 辅助 T 细胞(又称 CD4$^+$ T 细胞),它们每个都能识别不同类型的自身修饰细胞。CD8$^+$ CTL(又称 CD8$^+$ T 细胞)是免疫系统的"杀手",它通过程序来寻找并消灭所有表达"同源的"(对它们的 TCR 起补充作用的)自身修饰的病毒感染细胞。另一方面,CD4$^+$ T 细胞尤其关注存于"刺激器"树突细胞表面的、随后引起吞噬和内吞作用的自身修饰复合物。在这之后,树突细胞能把外源蛋白加工为免疫原性(也称为抗原)肽片段。CD代表"分化群",而"4"和"8"指不同的表面蛋白,通过对氟、铬标记的单克隆抗体染色可以帮助我们将这两个类别的 T 淋巴细胞区分开。

　　在成为一个功能齐全的"杀手"的前 5～7 天，少量的原始 $CD8^+$ CTL 前体的 TCR 将在淋巴结上遇到"同源的自身修饰"分子。那么，淋巴结在哪呢？当我们受到感染时，在我们的颈部、腹股沟或腋窝上的"腺体"会肿胀，并会产生疼痛，这些"腺体"就是淋巴结。然后，这些罕见的、小的、原始的 $CD8^+$ T 细胞前体经过 6～8 小时分裂成众多的、大的、激活的 $CD8^+$ CTL 效应物，最后退出，或沿着各种趋化因子或细胞因子的信号到达病毒正在增长的其他身体组织（如流感患者的肺部或肝炎患者的肝脏）。在这里，它们做的工作就是"清除"感染细胞。在病毒被清除后，一些 $CD8^+$ T 细胞仍处于"做好准备的"记忆状态，这样，当再次遇到相同的病原体时，可以诱导它们做出更快的反应。另一方面，$CD4^+$ T 细胞的功能主要是通过淋巴结分泌细胞因子（如白细胞介素 2 和白细胞介素 4）发挥作用，从而促进其他免疫细胞的分裂和分化，包括 B 细胞、$CD8^+$ T 细胞。此外，假如感染是由细菌和大型 DNA 病毒引起的，例如之前谈到的疱疹病毒，那么 $CD4^+$ T 细胞效应物将产生大量的细胞因子 γ 干扰素，从而侵入感染部位，这对控制病原体起着很重要的作用。

　　尽管在终止感染的过程中,CD8$^+$ CTL 和 CD4$^+$ T 细胞的反应很重要,但其实是通过 B 细胞所介导的"体液"免疫在起作用,这点对于保护性疫苗来说往往非常重要。为什么这些特殊的白细胞被称为 B 细胞？ 在鸡体内存在一个与人类相似的适应性免疫系统,B 细胞在一个单独的器官中发育,称为法氏囊(bursa of Fabricius),这个器官在哺乳动物中不存在,哺乳动物的 B 细胞起源于骨髓。每个 T 细胞和 B 细胞表达一种特殊的细胞表面受体,分别称为 TCR 和免疫球蛋白(Ig)。虽然 TCR 附属于 CD8$^+$ CTL 或 CD4$^+$ T 细胞,但 B 细胞能分化为大的、产生大量蛋白质的浆细胞,它泵出(分泌)大量的 Ig(抗体)到组织液,并最后进入到血液中。这些自由浮动的抗体将与任何外源性蛋白(免疫原或抗原)结合,从而促进其消除病毒或细菌。

　　而且,在由 CD4$^+$ T 细胞产生的细胞因子影响下,免疫 B 细胞经历一个被称为"类别转换"的过程,从而产生各种形式的抗体,它们在免疫系统中可以发挥不同的调节作用。此外,CD4$^+$ T 细胞有助于促进"亲和力成熟",即依靠"体细胞突变",通过连续的细胞分裂,导致产生高亲和力(更好地结合)抗体的

B细胞或浆细胞基因型出现。同 TCR 一样,我们有几百万种不同的特异性免疫球蛋白,时刻准备着应对各种病原体发出的挑战。

对于那些类别转换的 Ig 类型,免疫球蛋白 G 分子(IgG)是 Y 形,两条臂上的同一特定结合位点能"抓住"互补(同源)的病毒抗原(蛋白质),并且"中和"病毒。IgG 的"第三臂"有一个共同区域(Fc),它能结合某些细胞(如巨噬细胞)上的受体,从而吞没(内吞和吞噬作用)和破坏抗原抗体复合物。另一个

雏菊和花粉的特写
Photo on VisualHunt

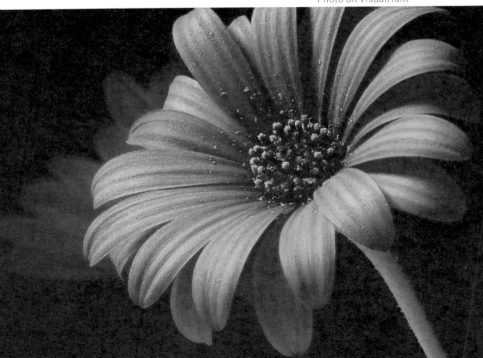

Ig 类型是免疫球蛋白 A(IgA)，它能移行到黏膜表面，对于肠道和肺部的免疫作用尤为重要。与此同时，免疫球蛋白 E(IgE)已进化到可以驱逐蠕虫，但有副作用，它可能把一些物质如植物花粉误认为是蠕虫，从而引起过敏。

总的来说，免疫 T 细胞和 B 细胞或浆细胞产生的抗体的主要区别是，B 细胞或浆细胞分泌的 Ig 分子主要结合蛋白质，无论是在游离形式的病毒颗粒和细菌里还是在它们的表面，而 T 细胞针对的是病原体修饰的细胞。此外，在单一暴露于某个特定的病毒、细菌或疫苗之后，抗体可能转移到血液中，这意味着通过一系列简单的诊断测试它很容易被检测到，例如为开展鸡胚实验或组织培养而使用血清，或者只是把结合了病毒蛋白的血清 Ig 放到塑料反应板中测量。例如，尽管 1918—1919 年的流感病毒在之后的 90 多年都存在，我们却一直不能识别它的"身份"，直到能够检测抗体"印迹"的技术出现，我们才得以获取那些几十年前存在于感染幸存者血液中的信息，从而知道它的基本血清型"H_1N_1"。

毫无疑问，无论是受益于偶然的刺激，还是将来的疫苗注射，这些都可以诱发细胞分裂、增殖和克隆 B 细胞与 T 细胞，它们可以持续存在 50 年或更久的时间。浆细胞的"加工厂"位于骨髓中,浆细胞可以持续分泌出其所特有的 Ig 分子,并且也可以"徘徊"于位于胃肠道的相关淋巴组织和肺部的支气管相关淋巴组织之间。这同样适用于"休眠"记忆的 $CD4^+$ T 细胞和 $CD8^+$ T 细胞,在病原体被消除后它们会继续在体内"漫游"很长时间。此外,血清抗体呈阳性确实与保护作用有关。那些最初被 1918 年的流感病毒感染后体内仍有该种类型抗体的人,当类似的、尽管温和得多的病原体卷土重来时(1977 年),他们仍然具有抵抗力。另一方面,要想免疫 T 细胞能够提供保护而不立即再被感染,它们必须首先被再次激活(一般在淋巴结),然后再次分裂和分化为 CTL 效应物。这些"复苏"反应可能是巨大的,对于我们寻求发展,改进免疫策略,可能起着重要作用,稍后将讨论。

病毒疫苗,尤其是过去曾用于预防如黄热病、小儿麻痹症、麻疹、腮腺炎等感染的减毒活疫苗,它们引起非常轻度并且短暂的局部感染,作用是诱导 $CD4^+$ T 细胞、$CD8^+$ T 细胞持续存在和启动 B 细胞或浆细胞。当个体在之后遇到自然传播的更危险的"野生型"病毒时,保护性抗体继续在血液中循环,同时记忆 T 细胞可以迅速复苏细胞分裂和效应功能。对于那些已经感染了 HIV(艾滋病病毒)并且没有进行药物治疗的人来说，他们正在发展成 AIDS（艾滋病）患者的道路上。这里存在着这样一个困境，在细胞增殖和分化的过程中，应对入侵生物的"激活的" $CD4^+$ T 细胞尤其容易被 HIV 感染，这会使 $CD4^+$ T细胞逐渐减少，最终导致发展成为 AIDS。

如果你有任何接触过 HIV 的可能性，请立即联系你的医生或者当地疾病预防控制中心。现在的快速抗体检测仅需不到 30 分钟就能得到结果。及时检测非常关键，不能拖延！

救护车
Photo by camilo jimenez on Unsplash

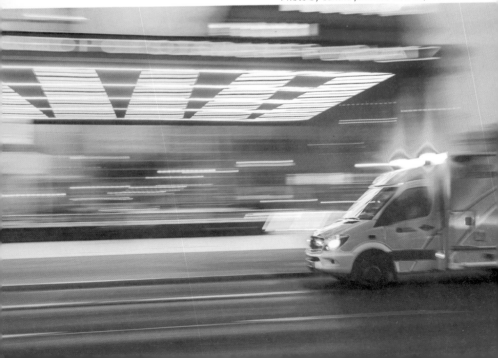

这的确很复杂。如果你在读本书时觉得头疼，不用担心，因为一位医学血液学家（同事）也告诉我，免疫学对他来说实在是太复杂了。对于我们接下来讨论的流行病，你只需先掌握这样几个非常简单的知识点。第一，虽然我们不能依靠先天免疫来增强长期保护作用，且当它在反应剧烈时会产生不良后果（细胞因子冲击），但先天免疫仍然是非常重要的。第二，适应性免疫是非常特殊的，一旦启动，保护性抗体、记忆 B 细胞或浆细胞、CD4$^+$T 细胞和 CD8$^+$T 细胞可以保留几十年，它们可以作为之前感染的"印迹"，并且保护我们不被相同或类似病原体再次感染。第三，抗体通过与病毒和细菌等病原体表面的蛋白质（或分泌的细菌毒素）相结合而发挥作用，接种疫苗是产生人体免疫防线的主要途径（这是一个简单的过程，以小的损伤来模拟感染）。

1.13 单克隆抗体是什么？

单克隆抗体（monoclonal antibody，mAb）彻底改变了生物学。当免疫学家意识到，单一的 B 淋巴细胞（及其后代浆细胞）仅产生一种特定的抗体（Ig）分子，这种特定的分子只在一种细胞上生长,那么通过培养就可以产生大量的单一产物,单克隆抗体就可以被制备出来。随着杂交瘤技术的发展,在1975 年这个难题被剑桥大学的研究人员色萨·米尔斯坦(César Milstein)(阿根廷人)和乔治斯·科勒(Georges Köhler)(德国人)攻破。科勒与米尔斯坦和尼尔斯·杰尼(Niels Jerne)(丹麦人)共同荣获了 1984 年的诺贝尔生理学或医学奖,其中,杰尼对帮助人们认识"天生的"免疫力做出了实质性的贡献。

起初,在传染病的研究中,采用单克隆抗体技术的主要意义是,产生一系列为不同病毒和细菌蛋白以及基因变异体而专设的探针。后来,更主要的进展是,很容易生产出检测人类蛋白质的单一试剂,如通过免疫小鼠(针对特定的细胞或组织),然后隔离鼠的杂交瘤细胞,分泌出一种对我们有利的分子——单克隆抗体。单克隆抗体技术除了在某些研究中有明显应用,如定位组织中的特定蛋白质,还开创了一种全新的更好的诊断测试。

正如之前讲到的,结合不同的荧光染料,如荧光素(fluorescein,FITC)和别藻蓝蛋白(allophycocyanin,APC),使用鼠单克隆抗体,可将人类 T 细胞划分为 CD4$^+$ T 细胞和

CD8$^+$ T 细胞。利用流式细胞分析仪,这种单克隆抗体染色的淋巴细胞在流体中被分散,并且通过激光束能诱导其产生绿色(FITC)的或红色(APC)的荧光。通过这样的操作,阳性细胞可以被计数,如果有需要,还可以被"有序"分流到固定的种群。这种大规模数据集需使用高性能计算机计算,并用流式细胞分析仪使用几种激光同时为 12 个或 12 个以上这样的荧光染料染色。在更简单的模式下,可使用低配的实验室仪器,通过计算血液中 CD4$^+$ T 细胞和 CD8$^+$ T 细胞的比值来诊断艾滋病。

近来,单克隆抗体逐渐被用于癌症的治疗,以及被用于预防一系列的传染病。或许,在治疗人类疾病和保护人类的过程中,最主要的就是通过用单克隆抗体取代人血清免疫球蛋白,来保护婴幼儿免受呼吸道合胞病毒的侵袭。此外,由于单克隆抗体被注入血液后能够比大多数药物持续更长时间,一些研究人员和技术人员关注的焦点便是怎样能够快速生产大量单克隆抗体来保护前线人员,如移民官员、医护人员和警察等,以应对新出现的流感大流行。

1.14　你认为单克隆抗体是药品还是疫苗?

我们倾向于将单克隆抗体称为"生物制品"。就给药方式而言,虽然仅有药品才可能被口服,但它们的原理是相同的,都是在体外制造的并且需要进行人体注射。显然,注射的(或吸收的)化学物质或蛋白质只有存在于我们的血液或器官中时才会有效。所有这些物质最终将被清除(排泄)或代谢(消耗或改变)。药品是合成的(小分子如阿司匹林和布洛芬)或由植物提取的(抗癌药物紫杉醇)化学物质(单一物质或混合物)。另一方面,疫苗模拟感染并刺激机体对其做出免疫反应,引起 B 细胞或浆细胞扩增。因此,从长远来看,这是一种保护性抗体。

对于单克隆抗体,我们并不希望它像疫苗一样。身体可能会把注入的单克隆抗体视为"外源物",并做出免疫反应来抵御它。接下来,如果用于第二轮治疗,它们会被抗独特型抗体识别出来,并立即被清除。这就是为什么使用人类(而不是小鼠)的单克隆抗体治疗和预防很重要。小鼠的蛋白质更有可能被视为"外源物",从而激发免疫反应。单克隆抗体在传染病医生的药房里很显然占有一席之地,例如,近年的一篇研究论文描述单克隆抗体被用于抵御甲型和乙型流感病毒(这两种病毒我们稍后会做详细讨论)。

1.15　什么是疫苗?

简单来说,疫苗本身可能是减毒或灭活的、不会大量繁殖的病毒。例如,被"杀死的"在鸡蛋中生长的流感病毒,然后用福尔马林灭活成非传染性物质,或由重组 DNA 技术制成的单一病毒表面蛋白。例如,"病毒样颗粒"被用于抗乳头状瘤病毒疫苗,它同样是灭活的和非传染性的。

在注射灭活的疫苗时通常会添加一些佐剂。这些佐剂通过诱导机体分泌趋化因子或者细胞因子,将"危险信号"传递给免疫系统,让免疫系统起作用。常用的佐剂是明矾、各种油和合成物质。目前许多研究都集中在探索与正常先天性免疫反应有关的蛋白质的辅助潜能。例如,有些人认为解决肺结核问题的唯一办法是生产一种有效的疫苗,这将会是一个重大的胜利。使用"全菌"(死亡或减毒的)结核病疫苗的优点是,一些结核病脂蛋白——蛋白质加脂肪,就像我们血液中的胆固醇转运蛋白,是非常好的佐剂。这种有机体种类繁多,因此我们能够(通过插入 DNA)在其他病毒和细菌中添加大量分子,从而制造出一种"一次性"产品。

大多数疫苗(如单克隆抗体一样)是通过注射进入人体的,但儿童的脊髓灰质炎活疫苗是通过口服糖丸的方式进入人体的,预防流感的流感活疫苗是通过吸入喷雾的方式进入人体的。活疫苗和灭活疫苗的区别在于,只有活疫苗才能感染细胞并激活 $CD8^+$ CTL 的反应。灭活疫苗的蛋白质在注射部位被巨噬细胞吞噬,尤其是刺激 CD4$^+$ T 细胞的树突状细胞,并进入(如前文所述)血液或淋巴液中的淋巴结,从而激发免疫反应。

疫苗并不会让你生病(虽然由于有细胞因子和趋化因子存在,疫苗会让你手臂酸痛和短暂发热),当机体获得免疫力(和有保护性抗体)后,由于免疫系统的"保护",进入体内的病毒便无法破坏细胞或转移到全身各处。目前有一种观点认为,西尼罗河病毒有时可能藏匿在肾脏,导致肾脏出现进行性病理改变。即使受感染的人或动物能对入侵的钩端螺旋体做出强烈的免疫反应,钩端螺旋体病仍具有长期存在和钩端螺旋体在肾小管持续繁殖的特点。幸运的是,这种情况可以通过使用链霉素等抗生素来消除。稍后我们会详细讨论结核病、西尼罗河病毒和钩端螺旋体病。关于儿童期疫苗接种,我认为与一个发牢骚或脾气暴躁的孩子相处几天比孩子受永久性损伤(如慢性肺部疾病或脑部疾病)或死于某种病原体感染要好得多。

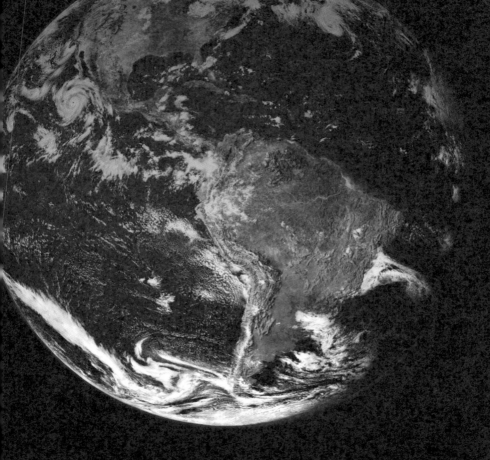

2 大流行、流行与暴发

2.1 大流行的确切定义是什么？

在过去 300 年甚至更久以前，在全球范围内广泛传播并导致高发病率和高死亡率的新发感染称为"大流行"（pandemic）。"pandemic"这个词源于"pan"（意思是横跨、横穿）和"demos"（意思是人类或者人口）。大流行的传播范围为全人类，例如1918—1919 年的流感大流行，病毒不受种族、地域、文化、信仰、社会地位或者社会制度的限制而在全世界范围内广为传播。

然而，关于应该如何使用该术语还存在一些争论。直到近年，通过监测某些快速扩散的非特异性症状来获取相关的传染证据，仍然是掌握新发且传播迅速的疾病的主要措施。在 19世纪中后期，关于传染病的微生物学理论建立起来之前以及自此之后的很多年，传染病造成的大范围传播和临床损伤始终是我们不得不面对的问题。按照前面章节的总结，在感染性疾病发生后的 150 余年里，随着人类认知和诊断技术的逐渐提高，对传染病的研究在 20 世纪 80 年代左右取得了令人难以置信的进步，形势已发生了极大的变化。分子生物学在最近 30 年

的快速发展,为我们提供了准确并快速检测与鉴别各种致病微
生物的手段。

这种快速诊断的能力意味着我们不再仅仅依赖于观察疾
病症状。2009 年的 H_1N_1 猪流感病毒是相对容易检测的病原
体,虽然它的大多数感染者为轻症患者,但是能在全球范围迅
速传播。如上所述,我们能够将其描述成大流行。这就造成了
混淆:一般意义上,"大流行"是灾难的代名词。与媒体和民众
的普遍感觉类似,2009 年的流感大流行并不比人们熟悉的、反
复出现的季节性大流感更危险,很多人认为管理机构和公共卫
生部门过于夸大了其风险水平。

2.2 由谁来宣布大流行?

传染病大流行显然是一个世界性的问题,而不是仅仅依靠
某个民族或者国家就能解决得了的。在瑞士日内瓦的世界卫
生组织工作的流行病学专家、统计学家以及其他专家有判断并
宣布是否有大流行发生的职责。世界卫生组织被认为是联合
国负责监测和保护地球上人类健康的机构,与其他联合国机构
不同,世界卫生组织几乎不会引起排外主义者和极端主义者的

反对。即便如此,在 2009 年 6 月 11 日,世界卫生组织决定将流感大流行的警戒级别从五级提高到六级,结果引起了很多媒体的负面评论:21 世纪第一次流感大流行并没有达到如此严重的程度!尽管如此,在各个国家的共同努力下,世界卫生组织的工作还是令人瞩目的,并且 2009 年流感防治的经验表明,只有在达到相应的阶段时才可以宣布大流行。

保护地球
Photo on VisualHunt

2.3　甲型 H_1N_1 流感（"猪流感"）真的如此可怕吗？

人们对此问题所持的观点比较混杂。部分观点认为 2009 年甲型 H_1N_1 流感并没有严重影响年龄在 65 岁以上的人群。这类人群在典型流感流行期间通常最易受感染，但是相对来说，他们之所以没有受到甲型 H_1N_1 流感的严重影响，可能得益于保护性免疫力，而这种免疫力源自暴露于已经从人类种群中消失的、能够引起交叉免疫的病毒。正如我们前面所讨论的，免疫记忆能够持续 50 年，甚至 70 年或者更长时间。从各个方面来看，对于 2009 年的流感而言，有证据表明，其与常见的流感不同的是：该流感在住院治疗的本地居民中发病率更高，且疾病症状更加严重。这可能是由糖尿病、营养不良、酗酒等不良健康因素造成的，但也有可能是因为遗传易感性不同。

此外，当与同患普通季节性流感的人群进行比较时，妊娠晚期的孕妇进入重症监护病房的比例非常高，而且这种甲型 H_1N_1 流感似乎影响了不成比例的健康青年人。一些患者通过在恢复过程中使用 ECMO（体外膜氧合器）有效地缓解了肺部损伤而获救。在这些患者中约有 50% 得以康复，如果这些患者当初没有使用 ECMO,则很可能会死亡。这是一种稀缺的、价格昂贵的技术,通常与其他急救护理措施一同使用,这类应急资源的使用具有很明显的优势。比如,在儿童心血管修复的常规手术中可不使用该技术,但在应急救治过程中是可以使用的。

事实上,当世界卫生组织将 2009 年流感定义为大流行时,他们并没有做得很差。尽管世界卫生组织(像其他的全球机构,无论是公立的还是私立的)有其局限性,但它是唯一能够承担宣布人类面临大流行(此举必须小心谨慎,并严格按照已经制定好的指南来执行)的责任的国际组织(在国际机构的帮助下)。世界卫生组织需要部署大量的行政管理工作和运用大量的物质资源,有关规则必须经过深思熟虑并进行清楚的说明。无论他们的消息有多么灵通、多么可靠,也不能简单地根据少数关键人物的判断来发出大流行的警报。世界卫生组织官员的替换率相当高,甚至是强制性的,例如严格规定合同有效期,60 岁退休等。世界卫生组织作为全球机构的一部分,其官员们可能有着完全不同的文化和经济背景,因此,被某些成员当作常识的事情在其他人看来可能并不好理解。

2.4　世界卫生组织是如何运作的?

　　出于管理需要,全球被划分为非洲、欧洲、东地中海、东南亚、西太平洋以及美洲 6 个区域(地区),世界卫生组织的总部设在日内瓦。每个区域都设有一个世界卫生组织办事处,服务于 11~53 个国家,其划分并非严格按照地域进行,而是依据各个国家的地形地貌、面积以及地理位置来的,例如,西太平洋地区(澳大利亚、中国等国家)的办事处设在菲律宾首都马尼拉,东南亚的办事处设在印度首都新德里。在标准世界地图上,印度尼西亚的一些领土邻近中国西部,但其却在东南亚办事处管辖范围内。

　　对于流感,基于疾病发病率以及在不同地区内外部传播的程度,世界卫生组织定义了六个级别的大流行警戒级别。该标准是公开发布的,能够从网站找到相关信息。以二级警戒级别为例,只需要告知公共卫生官员、媒体,以及任何关注者,有新的流感病毒源自动物感染并引起了人的感染(例如 2009 年大流行的猪流感)。四级警戒级别意味着在一定的水平出现了人与人之间的传播,处于社区内持续的、可连续暴发的水平。五级警戒级别表示暴发已经波及一个特定的世界卫生组织区域的至少两个国家。当人与人之间的传播过程从一个世界卫生组织区域传到第二个世界卫生组织区域，并且大量的人群被感染，则可以宣布六级预警。

这种依赖于发病率以及感染分布的分级系统意味着，宣布六级流感大流行警戒级别基本上不需要考虑特定甲型 H_1N_1 流感病毒的毒力以及致病力。然而，对于大多数人而言"大流行"和"大灾难"同义，为什么不改变一下定义呢？问题是，这样做意味着将两种标准整合，依据结果出现的时间来做决定，这种方法最终被证明无效。例如，对于一个富裕国家中经济条件好的人而言，感染了流感病毒并不是很可怕的事情，但是对于条件不好的人而言却是真正的灾难。富裕国家和贫穷国家之间的差异体现在很多不同的方面，而远非食物和住所。例如，有了急需的医疗设备以及合理使用抗生素可以很好地治愈病毒性肺炎的继发性细菌感染。

然后，且不论社会不利因素的影响，遗传变异对不同人种的威胁程度是有区别的，尤其是流感病毒，很可能因发生遗传变异而增强毒性。"大流行"适用于所有的人群，即使我们在某些方面并不平等。一旦一种新的病原体开始迅速和广泛传播，就必须宣布大流行。

2.5 大流行分级系统是否应该更新?

有很多人认为需要适时更新。有两种指标来反映这种可能性,一种是疾病在临床上的严重程度,另外一种是疾病的传播范围。因此,我们可以将相当温和但是具有高度传染性的疾病描述成六级中的二级大流行,即临床表现较轻但是传播潜力大。2009 年的甲型 H_1N_1 流感就有这样的表现,而 1918—1919 年的流感则可能被定义为六级中的五级大流行。为什么是五级而不是六级呢? 因为它整体上看起来并不比 H_5N_1 禽流感更严重,而在相当少的 H_5N_1 禽流感患者(迄今为止低于600 例)中却有高于 50% 的病死率。即使如此,还是有一些争论,因为这些 H_5N_1 型禽流感病毒(以及由其制备的疫苗)倾向于刺激人体产生次优抗体应答,隐性感染率可能极大地被低估,至少在某些亚洲国家,由于人与受感染的鸭、鹌鹑以及鸡的接触而存在广泛传播的可能性。

中世纪欧洲持续暴发的鼠疫是我们所能见到的人类有历史记录以来的唯一的一次严重程度达到六级的情形。可能最严重的"快速"六级大流行的情况与电影《传染病》(*Contagion*) 中假想的疾病类似：受感染的人们几乎都悲惨地死去,病毒的传播也非常迅速。例如 AIDS,如果我们只是依赖于掌握社区内成员的数据,而不是将我们的调查限定在性活跃者、注射吸毒者,或者是未接受治疗的 HIV 携带者所生的孩子身上,那么事实上,若缺乏药物治疗,几乎所有艾滋病患者和感染者都将死去,这将是"慢"一级中的六级状态。换句话说,如果我们接受扩展至不同地区的流感标准,那么 AIDS 将可以被描述成

药物
Photo by Hal Gatewood on Unsplash

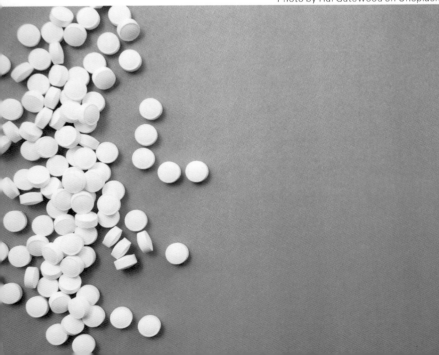

"慢"六级中的六级大流行,为此世界卫生组织并没有将 AIDS 当成大事去宣布大流行警戒级别。自从纽约和加利福尼亚诊断出第一批患者到 1987 年实施全球艾滋病项目的 6 年间,该疾病早就已经广为人知了。艾滋病大流行已经进入了第三个或许是第四个十年了,即使宣布大流行预警也意义不大。

2.6 大流行与流行和暴发有什么区别?

根据特定传染病的新发程度以及全球蔓延范围的不同来分类的方式有点武断。在随后的章节我们会讨论更多关于流感的细节,甲型 H_1N_1 流感病毒因"免疫逃逸"形成的变异毒株已在人类存在了多年,并且播散到全球范围,常引起"季节性流行";而源自一些动物宿主(如 2009 年的猪流感源自动物宿主猪)的新病毒则被认为是一种引起大流行的病原体。在随后的章节中,我们所讨论的仅仅是一些引起了非常有限的、在一定地域范围内暴发的传染病。虽然如此,实际发生何种疾病往往在很大程度上也有偶然的因素存在,因此讨论这些"自然实验"有助于洞悉潜在的未来的大流行。

任何一次大流行都可能始于未被识别的、轮番引起流行的疾病暴发,而问题的关键再一次回到了疾病的新发程度和传播程度。最为突出的例子就是 2002 年突然从野生动物宿主中出现的严重急性呼吸综合征(severe acute respiratory syndrome,SARS,俗称传染性非典型肺炎)。它起源于一次疾病暴发,演变成流行,最后根据美国疾控中心的说法,演变成了 21 世纪第一次大流行。因为其在人与人之间传播并且在一个世界卫生组织区域的两个以上国家(如西太平洋地区的中国、新加坡、越南)出现患者而达到了世界卫生组织的五级警戒级别,然后继续传播导致更多患者出现,并且出现在第二个世界卫生组织区域,即美洲地区加拿大的多伦多,因而达到了最终的六级警戒级别。但是,当 SARS 通过感染的旅客肆虐其他国家(包括澳大利亚和美国)时,却没有再发生同事、家庭成员或者医务人员之间相互的(或者说二次)传播。我们将在下一章讨论关于 SARS 的更多细节,读者们将会认识到其发生纯属偶然。尽管都由新型病毒引起,SARS 和 2009 年流感大流行之间的区别是,SARS 自始至终的患者数量都相对较少。

无疑 SARS 满足传统的标准,或者说满足历史术语中与"流行"或者"大流行"内涵相同的关于"鼠疫"(plague)和"瘟疫"(pestilence)的标准。"鼠疫"常用于描述任何广泛传播的传染病,同时它也特指由鼠疫耶尔森菌通过啮齿动物(大鼠、小鼠、松鼠)和跳蚤(印鼠客蚤)传播而引起的严重的疾病。在14—18世纪的欧洲,由于缺乏对病因的认识,鼠疫耶尔森菌引起了反复的暴发和流行从而导致了数百万人的死亡。这类传统的人畜共患病是一种严重的呼吸道疾病(肺鼠疫),有时候可以引起人与人之间的传播。这类疫情曾偶然在印度出现过,在第二次世界大战中,鼠疫耶尔森菌还被作为生物战剂使用过。现在,如果发现及时,使用诸如四环素和链霉素之类的抗生素可以很容易地治愈鼠疫患者。

"瘟疫",通常出现在中世纪或者与宗教相关的作品(或者重金属乐队偶然的表演)里,现如今已不常用。在阿尔布雷克特·丢勒(Albrecht Dürer)的画作《天启四骑士》(*Four Horsemen of the Apocalypse*)中,第四个骑士代表着"死亡"或者"瘟疫"。

同此书中许多术语一样,鼠疫有比喻义,通常用作动词,比如"毒品在城市泛滥成灾"。说到大鼠或者小鼠引发的鼠疫,我们就想到了《哈梅林的花衣吹笛人》(*the Pied Piper of Hamelin*)。说到蝗灾我们就想到了圣经故事《法老与众神》(*Exodus : Gods and Kings*)。《哈梅林的花衣吹笛人》讲的是

哈梅林镇孩子们失踪的故事。有一种推测是他们都被诱骗参
加了 1212 年灾难性的儿童十字军东征（也许同样是虚构的）；
另一个说法则认为他们的失踪是对当时鼠疫暴发的一种隐喻。

2.7 所有的大流行都与感染有关吗？

要回答这个问题，最难的部分是我们怎么定义感染。世界
卫生组织将大流行严格定义为由诸如病毒、细菌的微生物引起

全球的老年痴呆症发病率呈上升趋势
Photo by Steven HWG on Unsplash

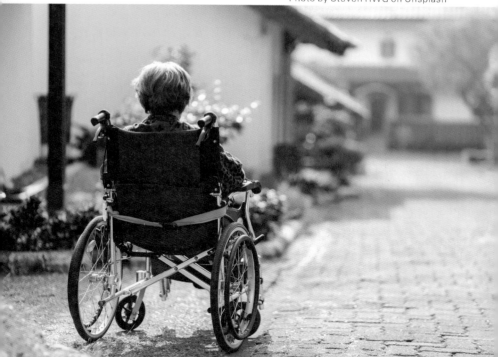

的疾病,但是最近,这个术语也开始被用于描述慢性病发病率不断上升的全球性趋势。因此,阿尔茨海默病大流行、糖尿病大流行、慢性阻塞性肺疾病大流行、心血管疾病大流行、肥胖症大流行纷纷出现。大量的医学证据表明,病毒和细菌感染在慢性阻塞性肺疾病的发展中起了一定的作用,并可能导致早期组织损伤,最终导致糖尿病和心脏病。然而,我们不可能把预防糖尿病或者心脏病和研发对抗特定病原体的疫苗建立联系。

另外,当我们讨论肥胖症、心血管疾病以及糖尿病时,文

含糖量高的食品容易引起肥胖
Photo on VisualHunt

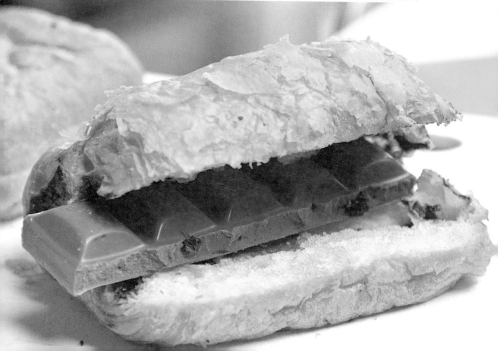

化、利益驱动所致的"快餐大流行",高含糖量的碳酸饮料等会立刻浮现在脑海里,而这些疾病从地理范围上来看仍在不断扩散。摩根·斯珀洛克(Morgan Spurlock)2004 年的纪录片《超码的我》(*Supersize Me*)告诉我们,这类食物即使短期看来并不致命,但也肯定会缩短我们的期望寿命。

此外,个人的生活随想、看法、态度等信息在全球范围通过博客(blog)、推特(Twitter)、脸书(Facebook)和优兔(YouTube)等这类基于网络的途径,以不可思议的速度传播,带来了网络文化的急速发展和繁荣兴旺。在互联网世界,"网络走红"的意思是一些故事或者想法以不可思议的速度传播。尤其是在年轻人中间,这种更加民主的基于网络的观念更容易导致信息淡化甚至失真,并且更容易使他们专注于过时的信息,如绯闻专栏、惊悚电台等。当然,有时候网络也提供所谓的好的大流行信息。

根据标准——许多人都受到了影响并且问题已经扩大到超过两个世界卫生组织区域——将一些行为和生理状况,例如肥胖人数的快速增多描述成大流行无疑是合理的。尽管如此,我仍坚持传统的定义:由微生物感染尤其是病毒引起的疾病。如前所述,我们所谈论的"病毒"不是某些网络黑客所编写的代码,而是具有外部形态(蛋白质、碳水化合物和脂质),通过核酸(RNA 或者 DNA)来传播信息,主要引起生理问题的物质实体。

2.8 "人畜共患病"指的是什么?

人畜共患病简单来说是从动物传播到人的传染病。尽管偶然的动物传播感染是许多人类疾病暴发并最终发展成大流行的根本原因,但就像本书中详细讨论的那样,医学工作者在实际工作中尚未发现他们熟悉的人畜共患病曾引起人与人之间的水平传播。一个经典的例子是慢性衰竭性疾病——弓形虫病,那是一种典型的同家猫接触由原生动物弓形虫所引起的传染病。因为弓形虫可以通过胎盘垂直传播并有可能导致流产,若在有猫的环境中生活,孕妇需要特别注意,并且应该仔细做好手部卫生和其他卫生工作。人们不小心食用了被狗的粪便污染过的食物(或者是小孩误食土壤),接触了羊绦虫幼虫也会患上包虫病(棘球蚴病)。充满液体的大棘球蚴在敏感器官中形成,随后变成幼虫侵入肠壁并传遍感染者全身。例如,在没有采取有效的公共卫生措施前,希腊北部地区规定不能让狗吃羊内脏,就是为了预防棘球蚴传播。进行神经外科手术的主要目的也是去除这些占位性的棘球蚴。

另一方面,在 1968 年,可能从猪和鸭传至人群的香港地区的流感病毒,形成了人畜共患病到感染大流行的过渡,当地医生在最后才考虑到流感患者除了是因为接触过被感染的人而患病外,还有可能是因为接触了猪和鸭而感染了流感病毒。例外情况是,在家禽中依然活跃着 H_5N_1 型禽流感病毒的东南亚国家出现了有非常严重的呼吸道感染症状的患者,当地医生发现这可能与家禽中的 H_5N_1 型禽流感病毒有关。

从严格的词源意义上看,动物中的"家畜流行病"(epizootic)或者"动物流行病"(panzootic)同人类疾病的流行和大流行是相同的。"家畜流行病"和"动物流行病"这些与兽医有关的术语,现在更常为公共卫生医疗专业人员所用。近年,在出席罗马的"全球正式消灭牛瘟"的庆典活动期间,我注意到在描述家畜传染病的分布特征时,联合国粮食及农业组织以及世界动物卫生组织有关的资料都更倾向于使用"大流行"和"流行"这两个词语。我个人的观点是,根据当前人们使用英语的习惯来看,"家畜流行病"和"动物流行病"这两个术语较为多余,可以让它们成为历史。"大流行"和"流行"已经足够表达我们的意思了。

2.9 什么是地方性传染病？ 如何将其从流行性传染病中区分出来？

同样地，单词的用法也不是那么精确。地方性传染病指的是，不论是在某一地方还是在全球范围内，随着时间推移，局限于在特定机构、特定地点或人群中发生的传染病。AIDS 以及丙肝这样的疾病就是地方性传染病，尽管很多人仍然认为它们是引起持续流行和大流行的疾病。又如登革热病毒，它在人类和蚊子中循环传播造成短暂的持续性感染，是一种只在热带地区，诸如东南亚和加勒比海岸等地区流行的地方性传染病。只有当温热的环境伴随着强降雨出现的时候，这种病毒才从在它们正常的宿主范围内传播变为向北方和南方传播。在没有稳定的清洁水源供应的地区，伤寒和霍乱的病原菌常常引起地方性传染病。

地方性传染病也可以指在环境中无处不在的某些潜在病原体，只在某些特定情况下引起的疾病，例如在严重暴力冲突中造成的大范围的身体创伤。第一次世界大战期间的北欧战场,由于持续潮湿和恶劣的卫生环境所引发的真菌感染引起了被称为"壕沟足"的地方性传染病。若是受损伤的组织进一步暴露于土壤中,由于土壤中广泛存在产气荚膜梭菌,通常会导致气性坏疽的发生,到那时除了截肢别无选择。经常更换袜子并且在脚部涂抹鲸脂,极大地降低了这类传染病的发病率。受枪伤或者刺刀刺伤的组织由于接触到土壤,厌氧的产气荚膜梭菌会产生毒素并深入肌肉组织,即使经过手术治疗,其创伤仍然不能恢复,所以气性坏疽仍然是当时战场的

热带地区
Photo on VisualHunt

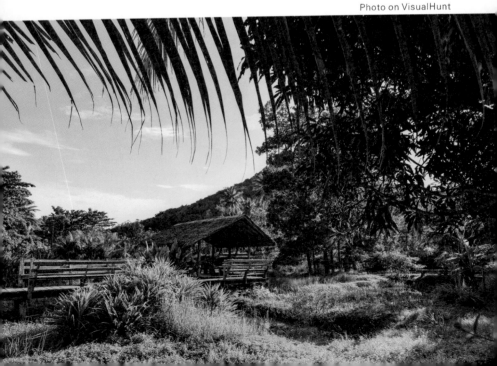

主要问题。

2.10　植物界也存在疾病大流行吗？

　　按照动物界"家畜流行病"或"动物流行病"的表述规则,在流行(epi/pan)后面接希腊语中"植物"(phytos)一词,用"植物流行病"或者"植物大流行"(epiphytic / panphytic)描述广为传播的新发植物传染病应该更为妥当。但是附生植物感染(epiphytic,在希腊语中 epi 有"向上"和"在上面"的意思)指的是一种植物寄生在另一种植物的表面,而不是在环境中大范围播散。事实上,我们谈论的是由榆梢枯蛇喙壳真菌引起的榆树荷兰病大流行。因此将任何物种的广泛感染称作流行或者是大流行是有道理的。

2.11　小结

　　在通常情况下,诸如"大流行""流行""暴发"以及"地方病"这类术语可以有确切的定义,而在世界卫生组织流感大流行预警阶段,这些术语的使用还不那么准确并且存在着重叠的情况。当在某些个人表述中看到"大流行"或者"流行"这类词汇，尤其是在报纸或者相关媒体中时，我们需要用批判性思维来客观判断目前疫情的进展情况以及危险性。

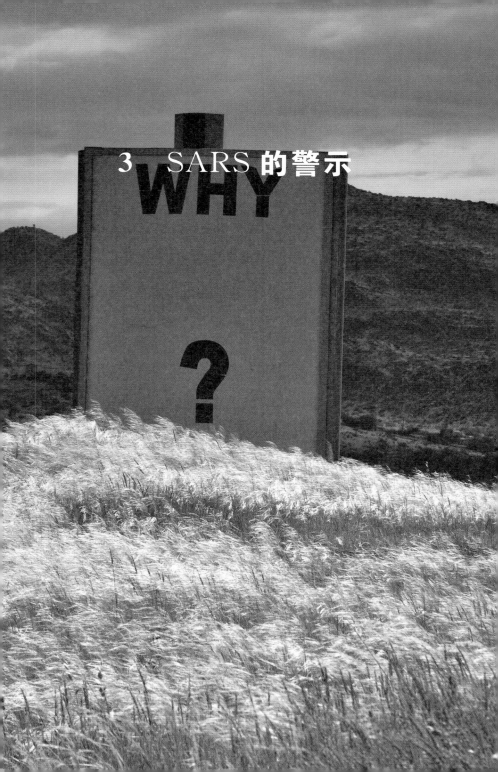

3　SARS 的警示

3.1 SARS 为何如此可怕？

2002 年暴发的 SARS 的可怕之处在于它的突发性与致命性，而它的病因和主要传播方式当时都没有被弄清。此外，SARS 的流行病学特征同其他呼吸道疾病一样，非常不典型。流感患者几乎都是在早期迅速被感染并且没什么变化特征，不能将他们与 SARS 患者混为一谈。事实上，SARS 病毒的传播并不容易，致病病毒必须播散到一整栋大楼，才能造成传播。有证据表明，感染性气溶胶显然是通过地漏中干燥的 U 形过滤器（这是一个设计糟糕的污水处理系统的一部分）传播的。

与流感不同，医务人员和其他患者都处在感染 SARS 的重大威胁之中，这是最初造成巨大恐慌的另外一个原因。与流感一样，老年人是主要的易感者，65 岁及以上的老年 SARS 感染者大约有一半死亡。更为糟糕的是，与正常流感感染相比，若患者之前曾患过流感，可能会出现一些交叉免疫反应。尽管我们通过最后的分析认为 SARS 并没有那么可怕。

SARS 流行开始于 2002 年 11 月，基本上结束于 2003 年 7 月。总共有 9000 例左右确诊患者和不到 1000 例死亡患者。

些小动物被人们捕获,成为餐桌上的美食。

对果子狸采样后,进行 SARS 冠状病毒分离,同时对野生动物贩卖者进行血清学检测,发现他们体内存在病毒抗体,这表明在此之前,SARS 病毒感染在人类中就可能相当普遍了。这种情况既难以识别又没有严重到足以引起当地医疗行政部门的重视。尤其在到处都是蚊子,经常出现非特异性发热的地区,新发感染事件的本质很容易被掩盖,鉴别诊断比较困难。2002 年底最可能的情况是某人在处理果子狸的时候感染了 SARS 冠状病毒,然后将这种病毒传染给了其他人。

当时正值中国传统节日——春节期间,大量的人口流动、家庭聚会、节日活动促成了病毒的广泛传播。人们认为至关重要的是,一些人是 SARS 病毒的超级传播者,因为不仅他们体内的病毒没有被完全清除,而且还向外环境中排出大量的病毒。其中一位超级传播者将病毒带到香港,另一些人从香港飞往新加坡和多伦多,多伦多是唯一的亚洲和太平洋其他地区以外被 SARS 病毒波及的城市。

因此,SARS 暴发是一个典型例子,说明了当新型病原体首次跨越物种屏障,在新的宿主中安顿下来时,会发生什么事情。分子生物学方面的证据也支持病毒单方面从果子狸传染给人类的初步结论。在人与人之间循环的 SARS 冠状病毒有缺失,意思是它缺少一些在动物中才能找到的遗传物质。

大量的偶然和随机变化造成了这种交叉事件的特征性改变。对于 SARS 而言,饮食习惯、时机选择、人类活动形式等环境因素偶然地聚集到一起,在某种程度上导致了一个重大问题。在疫情末期,有 34 个国家报道了 SARS 病例。许多患者是在旅行时接触了感染者而出现临床症状,而一些人病得较重并被收入院,但是大多数人回家后都没有将病毒传给当地人或者引起二次传播。

3.4 除了"自然"宿主外,SARS 有其他潜在的来源吗?

在疫情结束后,进一步的研究显示,SARS 病毒事实上是蝙蝠所特有的,它们先将病毒传播给果子狸,最终再由果子狸传播给人类。截至 2013 年 3 月,中东出现了 26 例严重呼吸系统疾病的患者,其中有 11 例死亡,他们被认为与蝙蝠冠状病毒有关。

自 2003 年 7 月以来,有 4 起实验室事故记录在案,科学家们因此而感染 SARS 病毒,其中一起事故有 9 例感染(其中 1 例死亡)。随后的调查显示,涉事实验室操作均不符合规定标准。从那时起,亚太生物安全协会(Asian Pacific Biosafety Association,APBSA)成立,负责培训和监管生物安全方面的专家。一些病原体,包括几种细菌(尤其是立克次氏体)、乙肝病毒以及淋巴细胞脉络丛脑膜炎病毒在内,都以感染研究人员和诊断实验室工作人员而臭名昭著。在过去的几十年里,随着生物安全设备、安全措施以及培训程序的极大改进,许多实验

飞翔中的蝙蝠
Photo by Igam Ogam on Unsplash

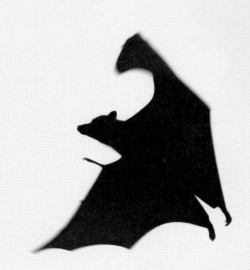

室事故已经成为历史。

3.5　采取何种措施可以阻止 SARS 暴发？

阻止 SARS 暴发的重点仍然是限制传播，包括极力促进病毒隔离和研发方便快捷的诊断方法。在疫情早期，中国政府只用了一周时间就在北京建立起帐篷式的隔离医院。那段时间，我在新加坡机场转机时发现候机大厅里许多人都戴上了口罩，而在 SARS 波及的城市戴口罩几乎成了一种社交礼仪。当到达的乘客走向机场海关或移民区时，每个人都测了体温。

一旦发现病原体，就很容易确定患者在何时何地感染过他人，并据此将接触者隔离。而当接触者被感染时，则实施"隔离护理"。抗体实验很快被用于识别近期或者过去发生过的感染。通过一些简单的实验能够检测这些病毒在体外的存活情况。

医学研究人员很快意识到，与流感暴发不同，早期 SARS 病毒感染越重的患者，其病程将拖得越长。SARS 病毒可能的传播途径是呼吸道传播，因为病毒在呼吸道中繁殖。然而，与大多数呼吸道病原体（包括流感病毒）的情形不同，SARS 冠状病毒随后感染白细胞,并通过白细胞播散至全身。之后病毒在包括肠黏膜在内的其他组织中增长繁殖,这意味着大量的病毒会随粪便排出。与流感不同,这种延长的发病机制意味着在人们真正察觉到疾病之前,病毒感染可能已经很好地被免疫应答所控制;而那些病情较重的 SARS 患者在其住院期间仍然大量排放病毒。医生和护士都是容易被感染的高危人群,许多医护人员因此死亡。

另外一个问题是,SARS 冠状病毒适应能力很强,可以在物体表面(前面所提及的那些污染物)和水里存活。可能会有患者通过手擤鼻涕从而污染楼梯扶手或者门把手,如果在 24～48 小时内接触被污染的扶手或门把手,可能会被感染,因此酒店清洁工被安排每两个小时清洁一次电梯按键。我们必须通过隔离严重感染的患者以及要求那些同患者接触的医务人员戴手套、穿隔离服以及使用面部防护器具等来遏制 SARS 病毒的传播。并结合严格的环境卫生管理,尤其是要求进行手部消毒以及采取一些限制措施(通常是自愿的)来控制疫情暴发。

在现阶段,虽然没有证据表明 SARS 冠状病毒在人类中传播,但是威胁仍然存在。不管 SARS 以何种实体形式卷土重来,我们也会在数小时或者数天内弄清问题的本质,而不是像 2003 年那样花费数月的时间。当然也有发生在与世隔绝的社区,在还没引起广泛关注前就已经结束的例外情况。

3.6 SARS 有长远影响吗? 我们从中可以吸取哪些教训?

通过对 SARS 的研究,国际上极大提高了对呼吸道病毒感染危险性的认识,特别是那些具有伪装性的、能引起大流行的病毒。这也迫使许多国家花费大量气力建立起了法定传染病监测机制,稍后将进行更加详细的讨论。新加坡的经济经过将近两年的时间才从 SARS 的影响中恢复过来。早在 2003 年 4 月,新加坡政府就提供了超过 2.3 亿美元的紧急援助。2005 年,一项回顾性调查的结论显示,新加坡因为 SARS 造成了 80 亿美元的损失。

SARS 的医疗影响更加容易理解。在死亡患者中,许多人因年老并且罹患多种慢性病而缺乏抵抗力。新加坡 238 名已知患者中最终有 33 人因 SARS 死亡。与 2009 年和 2010 年 193 例交通事故的死亡人数形成鲜明对比。交通意外通常只是"背景"统计数据中的一部分,而新发的迅速蔓延的传染病的表现却完全不同。教育业、旅游业、航空业、酒店业，以及其他多种商业活动都受到了长期的实质性的影响。

　　SARS 的关键点是，它对老年人而言是一种致命性的疾病，而年轻人受到的影响相对较轻。结合监测到的事实，患者感染后会排出大量病毒，年轻的旅行者，特别是病毒排放量水平极高者，会造成病毒的大范围传播。虽然是否能将 SARS 称作大流行还有待进一步讨论，但如果没有基于对感染本质的了解而迅速建立的控制机制，SARS 病毒无疑将在全球范围内广泛传播开来。如果 SARS 入侵发生在 20 世纪早期，无疑将造成全球大流行，因为那时我们还没有有效的应对措施。

　　另外，尽管国家科学侦测做得很好，但在当时并未充分利用新开发的技术平台来进行 SARS 病毒的鉴定。现有的这种病原体的鉴定技术早已具备，包括建立国际网络、开放交流的材料和试剂、系统合理地应用先进技术、可大规模实施的生物技术以及可迅速生产的可靠试剂都有助于鉴定病原体。一旦研究人员和医务人员能够利用基于 PCR 技术的诊断试剂盒来检测 SARS 冠状病毒，就可以通过抗体检测核查感染证据，SARS 大流行将成为历史，我们希望这种国际合作一直保持下去。

SARS 防控经验告诉我们,维持有效的公共卫生以及疾病监测机制比任何投资更为重要。对于 SARS,我们只能寄希望于用科学技术来保护人类。因为这种保护必须付出一定的经济成本,所以需要得到国家各个层面的经济和政策支持。

4 结核病与流感

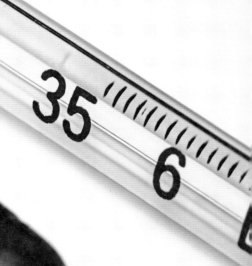

4.1　为何人们总把"结核病"与"流感"联系在一起？

　　这是因为两者都是由呼吸道病原体引起的，此外，它们的流行历史都很久远，同属危险的传染病，且不易消除。当 SARS 这种可怕的疾病在全球肆虐，人类采取一系列措施让其逐步得到控制之后，所有监控全球性传染病的部门都应密切关注这些传统的、过于熟悉的"敌人"。

戴口罩可有效预防流感传染
Photo by Ani Kolleshi on Unsplash

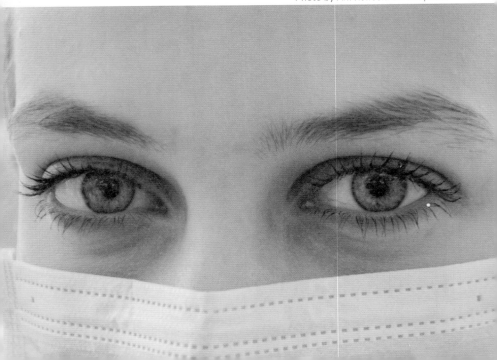

4.2 结核病的现状如何？

谈到细菌感染，从引起全球性大流行的角度来看，结核病仍然是世界卫生组织最关注的呼吸道疾病。从农耕时代开始至今，由结核分枝杆菌（俗称结核杆菌）引起的结核病很可能是在某个时间由家畜传染给人类的。从希腊时代开始，结核病也一直被认为是威胁人类健康的主要疾病，并有着不同的名称（如痨病、肺痨和白色瘟疫）。在大多数发达国家，与牛分枝杆菌密切相关的家畜结核病已经得到充分控制，其主要的传染宿主是一些野生动物群体，比如英国的獾类。但是牛分枝杆菌仍然不时感染人类，回顾历史，这也是牛奶需要消毒才能供人们饮用的原因之一。把牛奶瞬时加热到至少72 ℃可以杀灭结核杆菌。

从 17 世纪开始，欧洲经历了大规模的结核病大流行，在整个 19 世纪，结核病感染者的死亡率高达 25％。许多人都不幸英年早逝，包括诗人约翰·济慈（John Keats），作曲家弗雷德里克·肖邦（Frederic Chopin）。简单来说，结核杆菌侵入肺巨噬细胞，在那里存活并引起持续的炎症反应，通过血液侵入 T

细胞、B 细胞和其他巨噬细胞,在脆弱的呼吸系统中聚集,形成肿块或肉芽肿。这些肉芽肿可以侵蚀小血管甚至毛细血管,导致患者咯血。咯血是肺功能受损逐渐导致死亡的一个标志。

1882 年,罗伯特·科赫(Robert Koch)第一次成功培育出这种致命的结核病的病原微生物,人们在他的研究基础上研制出减毒的疫苗株,至今已有 90 余年(1921 年卡介苗上市)。虽然卡介苗可以为部分人群提供保护,但是效果是不稳定的,很多国家并未将其纳入更广泛的免疫接种计划中,包括美国。接种卡介苗能够降低幼儿感染结核性脑膜炎(脑部感染)的概率,所以,很多国家会为存在高危感染风险的幼儿接种卡介苗。但是,卡介苗作为一种活的细菌疫苗在那些因 HIV/AIDS 导致免疫抑制发生率高的国家是不能使用的。

在发达国家,曾经导致大规模死亡的结核病已得到了有效控制,说明这种感染可以通过使用抗生素治愈。然而,结核杆菌结构上趋向于游离隐蔽(处于解剖学上的隔离状态),治疗时也相对难以到达肺部肉芽肿组织,因此治疗往往需要持续数月。当患者有心理障碍时,他们也会存在服药依从性差的问题,这种情况在街头通过静脉注射吸毒的群体中很常见。因此,一些行政辖区通过制定规章制度强制要求这类人群接受管制性"直接面试下督导化疗"（directly observed treatment，DOT）。由于抗生素的发展，疗程得到一定程度的缩短。流行病学专家估算出，一个结核病患者在一年以内可将结核病传染给 12～15 个人，所以公共卫生专家对接触者进行追踪的工作显得尤为重要。

在 20 世纪 30 年代合成磺胺胍（磺胺类药）和 20 世纪 40 年代中期发展使用抗生素之前，主要通过隔离患者来控制疫情。大家可能听过关于爱尔兰厨师玛丽·马伦（Mary Mallon，也称作"伤寒玛丽"）的悲惨故事。玛丽作为一名伤寒沙门菌长期携带者，在将伤寒传染给纽约市的很多家庭之后，被强制隔离了近 30 年。在玛丽死后，人们发现她的胆囊（即通过胆道将内容物排向肠道的器官）里面存有活的伤寒沙门菌。在发展中国家，这种疾病不仅仅是一个持续的威胁，伤寒病原体的多重耐药性也是日益严重的问题。

4.3 多重耐药的结核病依然是个问题吗？

的确如此，并且不仅仅只有结核病。特别是在发展中国家，由于抗生素可由药店销售并大量使用，导致全球范围内多重耐药菌(葡萄球菌、链球菌等)的出现,诸如坏死性筋膜炎(所谓的"食肉细菌")等令人痛苦的症状。另外,在较发达国家,给猪喂食抗生素的做法也同样令人担忧。虽然在医院这些多重耐药菌感染是一个重要问题,但不至于导致大流行。当提到多重耐药结核病的时候,就不仅仅是当地的问题了。

直到 20 世纪 70 年代早期,发达国家的传染病学专家依然非常警惕结核病,但是他们也会采取相应的措施来控制这种传染病。在 1982 年,当 AIDS 出现时,这种情形开始发生转变。随着时间的推移,免疫系统的崩溃导致未经治疗的 HIV 感染者对其他微生物感染非常敏感,尤其是结核杆菌。由于 AIDS 患者缺乏有效的免疫力,而结核杆菌在体内进行了高水平的复制,这就会出现更多的耐药变异菌株。在 AIDS 人群和更广泛的群体中,这种影响和前文所提到的依从性缺乏正在导致多重耐药结核病的发病率在全球范围内的增长。

除了结核病自身和牛分枝杆菌的多样性,免疫系统受损的 AIDS 患者同样可能感染结核分枝杆菌,比如鸟类结核分枝杆菌和其他非典型的分枝杆菌。这种继发性或机会性感染由于抗 HIV 鸡尾酒疗法的出现而大大减少了。鸡尾酒疗法是指使用由不同药物混合而成的新型药物,防止病毒摧毁免疫系统,以阻止 AIDS 病情的加重。但是在那时,多重耐药结核病已经出现了。当然,对于发展中国家的有些患者,既没有采取抗HIV 治疗,也没有采取三种抗病毒药物用不同模式联合的最优疗法——鸡尾酒疗法。总的来说,那些感染 HIV 的患者患多重耐药结核病的可能性要比普通人高 1 倍。

生活在非洲、南美洲部分地区和西太平洋国家的居民,可能比较熟悉布鲁里溃疡(也称拜恩斯代尔溃疡或库姆斯溃疡),这是一种由溃疡分枝杆菌导致的慢性皮肤感染,有时会发展成

感染HIV的患者需要服用多种药物
Photo by Laurynas Mereckas on Unsplash

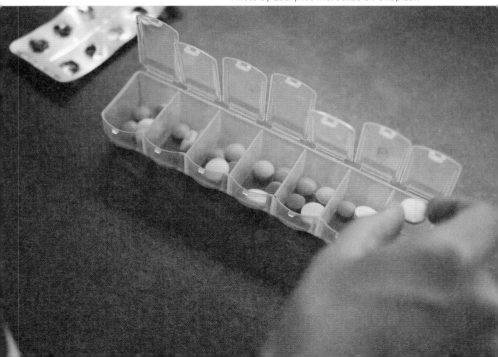

为全身性疾病。布鲁里溃疡对于 AIDS 患者是一个危险因素，即使在其他健康个体中，大面积的皮肤溃疡也应进行外科切除和持续 8 周以上的抗生素治疗。疾病传播还与皮肤创伤和蚊虫叮咬有关，这种感染也在一些澳大利亚有袋目动物中流行。虽然布鲁里溃疡现在绝不会造成大流行的威胁，但随着湿地、森林等栖息地逐渐减少和被毁坏，它也可能变成一种越来越流行的疾病。

4.4 对抗多重耐药肺结核可以采取哪些措施？

虽然事实上，多重耐药结核病的流行情况比大家想象的要严重得多，但人们也在密切监控这一威胁。全球监控艾滋病的机构(联合国艾滋病规划署)正在确认一个更为可怕的情况：极端耐药结核病的出现。针对极端耐药结核病变异菌株的治疗，使用已知的抗生素几乎都没有效果，只有稀少的、价格昂贵且还处于实验阶段的药物才可能有效，疗程也要 2 年以上。根据联合国艾滋病规划署的报告，已有 45 个国家报道过极端耐药结核病，甚至还有地方发现了完全耐药性菌株。

毫无疑问，考虑到在抗生素出现之前的结核病高感染率，现在的情况是非常危险的。然而,像比尔及梅琳达·盖茨基金会(Bill and Melinda Gates Foundation)和"终止结核合作伙伴"这样的组织一直在资助新型抗结核疗法的研发。最近的评估表明,最迟到下一个 10 年,我们应该有可能研制出有效的新药。在抗生素研发方面,到目前为止只能利用较少的可能的生化途径来杀死结核杆菌。我个人的观点是,即使结核病应该被密切监控,我们也应当保持乐观。

4.5　为什么流感依然是目前已知的最明显的大流行威胁?

这个是有多方面的原因的。首先,在所有经常发生的、能够导致人体呼吸道病毒感染的疾病中,流感引起的症状最重,而且不论年龄大小,遍布各地。致命性流感肺炎在老年人中最常见,可能是因为随着年龄增长,老年人的免疫功能逐渐衰竭。尽管如此,虽然接种疫苗对于老年人可能并不那么有效,但我们依然要接种流感疫苗。我现在 70 多岁了,因为工作往返于美国和澳大利亚之间,经常在同一年接种北半球和南半球的"鸡尾酒"疫苗(可能会有差异)。虽然不十分方便,但重复接种疫苗能够提升现有的免疫水平。

新型甲型 H_1N_1 流感病毒也是如此,如导致 1918—1919 年大流行和 2009 年猪流感的大流行一样,有时导致健康的年轻人患严重急性呼吸道损伤的概率更高。病毒发生突变后,流感的发生率可能会随之下降,但同一病毒株季节性的变异依然是持续存在的问题。

其次,流感的危险度依然较高。流感病毒在人体呼吸道中生长迅速,这意味着在察觉发病症状之前,人们可能已经通过咳嗽或者打喷嚏排出带有病毒的气溶胶。这样的事情时有发生:处在感染早期的家庭成员,当他们去学校或者工作场所,流感会迅速传播开来。那些在度假或者商务旅行的人可能会认为轻微的发热症状很快会消失,所以继续他们的旅行,这也会导致流感的传播。

即使病毒主要不是通过机舱里循环的空气传播,飞机也仍然是病毒最佳的传播场所。流行病学的研究证据表明,坐在前后两排的人仍然有感染的风险。与同行旅客谈话超过 15 分钟会增加飞沫传播的可能性,坐在靠近过道座位的乘客也可能会被路过的患者传染。大多数情况下,飞机通过把感染患者快速转移到新地点而导致流感传播。有充分的证据表明,季节性流感病毒可以在 6 周之内传遍美国，在不到 6 个月的时间传遍世界。

另外，甲型 H_1N_1 流感病毒在不断变异，这会导致一种有效的流感疫苗在接下来的一年可能没那么有效甚至不起作用了。这意味着需要每年甚至每半年制造新的疫苗而且投入使用。如上所述，不同的疫苗（针对病毒变异体的）为南半球和北半球分别提供保护。因此需要不断改进和重新推广疫苗，这可能会为生产疫苗的公司带来利益，但是这样的方式既昂贵又麻

飞机机舱内
Photo by Omar Prestwich on Unsplash

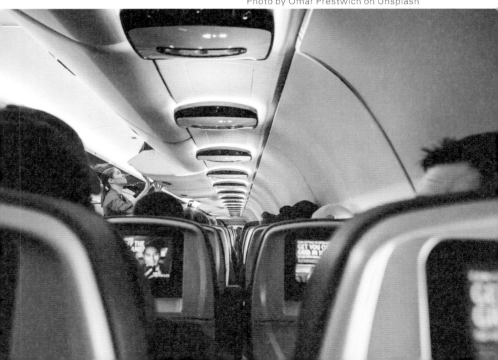

烦。同样地,我们需要花费数月的时间来处置新分离的病毒,然后生产和分发这些疫苗。并且,制定相关政策的世界卫生组织,必须在不同地区的流感流行季节到来前 8 个月做出决策。所有的预测都是概率性的,因此经常会有决策失误的可能,在流感暴发时已经发生过类似事情。

4.6 流感病毒有哪些不同种类?

到现在为止,我主要在讨论甲型 H_1N_1 流感病毒,但世界上同样存在乙型和丙型流感病毒。我们比较关心的是甲型和乙型流感病毒。丙型流感在人群或猪类中偶发,而且症状通常是比较轻微的。甲型和乙型流感的疾病模式在本质上是相同的。标准三联流感疫苗通常包括两种甲型流感病毒株和一种乙型流感病毒株。然而,这两个类型都可以通过"抗原漂移"的方式发生改变。抗原指的是病毒表面的成分(主要是蛋白质),能被机体的保护性抗体(免疫球蛋白)所识别。"漂移"指的是病毒的 RNA 发生突变的过程,它能导致蛋白质结构的改变,从而逃避与免疫球蛋白的结合。

这些偶然事件不一定是危险的,因为对于病毒的任何突变,个体都可能有抗性出现,即取得保护性抗体,限制病毒的自我复制能力。基于这点,流感病毒的存活状况最终取决于它们的传播能力。假如原始型或者野生型流感病毒(X)在感染者呼吸道细胞中的复制速度比同一个体肺部出现变异体(Y)更快。那么接下来 X 更有可能继续感染其他人,而 Y 变异体则失去感染能力,逐渐消失。

我们最关心的是位于编码病毒颗粒外部的血凝素(H)和神经氨酸酶(N)的基因。H 分子的功能是将普遍存在的唾液酸(碳水化合物)分子结合到细胞表面,这是一个触发病毒内生化进入细胞质的必要过程。N 分子的功能恰恰相反,它作为一种裂解酶,可以破坏 H 分子和唾液酸的相互作用,使新合成的子代病毒从细胞中脱离出来。抗流感的药物达菲(奥司他韦)和瑞乐砂(扎那米韦)通过用这种裂解释放的方式,将活性成分结合到 N 分子上。新的病毒颗粒悬挂于细胞表面,并通过呼吸道传播。5~7 天后,适应性免疫反应开始捕获病毒形成的颗粒,并消除那些被病毒感染的细胞,此时呼吸道的感染才会得到控制。

在一个典型的流感病毒感染过程中,通过结合 H 或 N 分子糖蛋白预先存在的抗体片段,一个接种过疫苗的人可以"消除"经由气溶胶或手鼻接触携带的流感病毒颗粒。这个过程不仅防止了感染而且对病毒进行标记,然后病毒被特异的巨噬细胞吞噬,最后将残留物从气管表层排出。流感病毒特异性中和抗体在血液中的无细胞血浆成分中循环,并且渗透保护性黏膜层。它们也可以在感染部位由浆细胞制造出来,制造抗体的场所在肺部的免疫组织,即支气管相关的淋巴组织中。这些作用机制在前面已进行过详细的探讨。

H 分子最简单地说明了生物的进化过程。人们逐渐被特异性免疫机制所保护,这种保护机制可能是机体在感染流感病毒后的恢复过程中产生的,也可能是通过之前所讲述的疫苗接种而产生,理想的过程是任何病毒的变异都伴随着 H 分子的逃逸(从结合的中和抗体上)变异。最终抗原漂移,导致每一两年季节性的甲型或乙型流感病毒在全球传播。我们不把这种暴发视为大流行,因为对 H 抗原而言,这些具有季节性特征的流感病毒本质上来说是新型病毒。人们以前未曾遇到过的来源于自然界的抗原漂移的甲型流感病毒可以导致流感大流行。乙型流感病毒不会漂移,所以乙型流感病毒变异株本质上表现为季节性特征。

4.7 抗原转换是什么？ 为什么如此危险？

甲型流感病毒的遗传信息组成了 8 个不连续的 RNA 片段(基因)。假如一个细胞同时被两个不同的病毒株感染,来源于亲代的 16 个 RNA 再次与 8 个可使病毒复制的基因一起衍生出新型的病毒。这个实验在实验室很容易实现,并且在自然界中也时常发生。比如 1968 年发生的由 H_3N_2 型病毒引起的香港地区的流感就是抗原转换的一个案例,它被认为是由易感的哺乳动物(可能是人或猪)同时感染(呼吸道感染)了当时流行的人感染 H_2N_2 型"亚洲流感"病毒和鸭源 H_3N_8 型流感病毒引起的。禽流感病毒和人类甲型 H_1N_1 流感病毒与唾液酸受体结合的情况稍有不同,但这两种病毒在猪的肺部很容易获得。这使猪成为一个理想的"混合容器"。人可以从猪那里感染病毒,反之亦然。

甲型 H_1N_1 流感病毒在水鸟中普遍存在(见图 4.1),这里存在 16 种不同的已知的 H 型和 9 种 N 型抗原类型。病毒颗粒在胃肠道(不是呼吸道)细胞中复制,并从鸟的泄殖腔(鸟类消化道和泌尿生殖道的共同出口)排出。事实上,甲型 H_1N_1

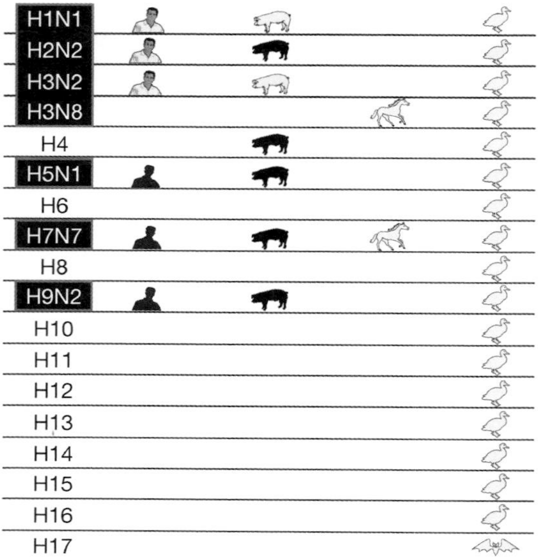

图 4.1　水鸟是甲型 H_1N_1 流感病毒的宿主，该病毒有 16 种不同的 H 型和 9 种不同的 N 型抗原类型。据 2012 年的早期报道，另一种新型的"H_{17}"流感病毒分离自南美果蝠。可以看出，感染人类的主要流感病毒株是 H_1N_1 型、H_2N_2 型或 H_3N_2 型，人类偶尔会感染 H_5N_1 型、H_7N_7 型、H_7N_9 型和 H_9N_2 型病毒。除了可能重现的 H_5N_1 型和 H_2N_2 型以外，流行病学家担心 H_9N_2 型病毒可能会感染人类。至于更少见的 H 型病毒，可能出于偶然，人类并未受到这些病毒株的感染。（该图由圣裘德儿童研究医院的罗伯特·G.韦伯斯特医生提供）

流感病毒适宜在水中生存。当不同的鸟群在内陆湖和水道聚集时，就为危险病原体的传播提供了理想的条件，各种各样的物种均会受到感染。2005 年出现的高致病性 H_5N_1 型流感病毒变体,在中国西部的青海湖造成家鹅和天鹅的死亡,而对鸭类的毒性作用则较轻。该变体向西传播到印度、中东地区、欧洲和北非各国。大多数这种鸟类 H 型和 N 型抗原对人类尚不造成威胁。20 世纪的 4 次人类流感大流行都局限于特定种类的流感病毒(H_1N_1 型、H_2N_2 型和 H_3N_2 型)变体。虽然至今仍没有证据证实人群中存在水平传播,但后来在中国,有人感染了鸟类 H_7N_9 型病毒,随后发展到急性临床疾病,造成人员死亡。这是第一次关于人类感染鸟类 H_7N_9 型病毒的报道。

鸟类并不是大流行的甲型 H_1N_1 流感病毒的唯一来源,比如 2009 年的猪流感,正如它的名字一样,这种流感病毒的来源是猪。我们认为是两种猪 H_1N_1 病毒株(来自欧亚大陆和北美)偶然地同时感染了墨西哥的猪,然后交换了某些基因(图 4.2)。这便导致一种新型的"重组"甲型 H_1N_1 流感病毒出现,而且对人类具有高度传染性。这种病毒株取代了曾经流行了多年的季节性甲型 H_1N_1 流感病毒,这种病毒的转换变种多年来一直在人类中传播。事实上,2009 年流感大流行的病毒株的内在核蛋白基因与 1918 年西班牙流感大流行的甲型 H_1N_1 流感病毒的非常相似。1918 年,造成很多人死亡的流感病毒

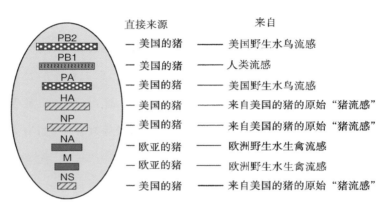

H_1N_1流感大流行(2009)
基因片段的来源

图 4.2　该图阐明了不同流感基因的可能起源，这些流感基因从欧亚的猪和北美的猪（图中为美国的猪）之间单一传播的类型到新产生的对人有高感染性的病原体的类型都经历了重组。目前还不清楚欧亚型病毒是如何传染到墨西哥的。新的流行性病毒随着旅行者（人类）来到墨西哥，这种病毒基因重组事件可能在其他地方也发生过。H_1N_1型猪流感病毒是 1918 年人类大流行病毒株的第四代。这些病毒在猪体内比在人体内更少发生变异，比如 NP 基因与陶本伯格（Taubenberger）和他的同事"复活"的 1918 年的病原体基因序列很相似。应该强调，最初的病毒交叉重组说明了至少有一个人的感染直接来自猪，但是我们通常是通过人传人感染流感病毒，而不是猪（或禽类），吃煮熟的猪肉、鸡肉和鸭肉是安全的。（该图由圣裘德儿童研究医院的罗伯特·G.韦伯斯特医生提供）

也是在猪身上得到了证实（这种病毒引起的流感大流行最终平息下来并在人类中消失）。

近年,这些猪流感病毒正以很快的速度进行重组,这种速度比我们以往看到的病毒的重组速度要快得多。从 2011 年 7 月到 2012 年 12 月,标记为 H_3N_{2v} 的猪流感病毒在美国的 11 个州感染了 319 人。感染者都是与农业博览会的猪有过密切接触的人,且没有证据显示该病毒在社区内传播。虽然该病毒的传染性不是特别强,但是作为宿主的猪中很可能会出现引起下一次人类大流行的病毒株。当然,人们更关心的是猪流感病毒和高致病性 H_5N_1 型禽流感病毒株的重组病毒在亚洲部分地区的传播。

虽然这种病毒基因发生了重组,但我们不确定这种重组后的新病毒会不会与持续导致鸟类周期性死亡的变异病毒一样致命,并且自 1997 年起,这种病毒导致出现感染症状的 500 多人中大约有 60% 的人死亡。如此高的死亡率被认为是由于病毒感染者吸入了大量的病毒到肺部深处而不是上呼吸道,在鸟类和哺乳动物的上呼吸道都能发现可结合病毒 H 抗原的唾液酸受体。虽然目前有部分证据表明这种病毒基因已经发生重组,但仍然缺乏足够的证据说明 H_5N_1 型禽流感病毒可在人群中传播。

4.8　禽类和猪类是我们感染流感的主要原因吗？

不，受感染的人群才是最大的威胁。说到呼吸道感染，包括流感，婴幼儿比禽类和猪类更加危险，而对于免疫力低下的年长者来说尤其危险。即使如此，2011—2012 年，在以农业为主的人群中依然有 H_3N_{2v} 型病毒感染患者的翔实记录，证实了人类可能是从猪类感染此病毒。假如你的宠物猪开始打喷嚏，你需要对它进行两三周的隔离。在 2012 年末到 2013 年初，美国严重的流感流行主要来自 H_3N_2 型流感病毒的季节性变异，而不是来源于猪源 H_3N_{2v} 型流感病毒株。

从感染的禽类中感染流感病毒的可能性非常小，即使在高致病性 H_5N_1 型禽流感病毒感染高发地区中生活的人群，也是相对安全的。最好不要用鼻子去爱抚鹦鹉，但是假如你这样做了，且之后出现了发热和呼吸道症状，你需要及时告知医生。你很有可能被诊断为鹦鹉热，这是一种感染性疾病，可使用抗生素进行治疗。

其他禽流感病毒株偶尔会感染人类。检测那些从事家禽工作的人的血清抗体，可以发现他们曾接触过 H_7 型和 H_9 型禽类甲型流感病毒。2003 年，荷兰暴发了一次 H_7N_7 禽流感，为捕杀和控制受感染的家禽而导致了约 89 人感染。因为天气很热，虽然给参与者提供了防护服，但是很少有人能正确使用它。除了一位兽医去世，大多数感染者只是出现上呼吸道感染症状和结膜炎。有趣的是，相关证据也显示人与人之间有传播，虽然当时没有得到临床上的认可，但后来经过抗体检测证实了这一传播途径。总的来说，要尽可能地与流鼻涕（或者喙上流涕）的动物保持一定距离。

一对鹦鹉
Photo by Jonah Pettrich on Unsplash

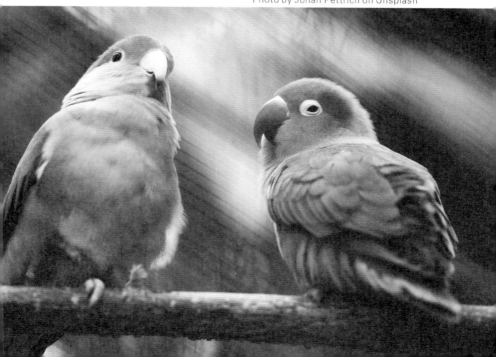

最重要的是定期接种流感疫苗。这样就能确保你不会成为"哺乳类混合容器"，在该容器中猪类（或禽类）病毒和目前流行的人类病毒株一起产生新的变异体，这种变异体会诱发新的疾病大流行。

4.9　导致 1918—1919 年的流感大流行的流感病毒有何特殊之处？

正如我们所知，它是现代最致命的流感大流行，所以我们才不得不反复地去研究它，它的特殊之处直到近年才为人所知。1918 年，虽然流感带有明显的传染性，但在当时，那些调查流行性疾病的学者还不能够分离和鉴定病原体，第一次证明流感是由病毒引起的大概是在 1933 年，当洛克菲勒研究所（现在的洛克菲勒大学）新泽西普林斯顿分部实验室的理查德·E. 肖普（Richard·E. Shope）用液体流经带有孔径的、能阻止较大的细菌和真菌通过的滤器，分离出在猪与猪之间传播的流感病毒之时。

同一年里，威尔逊·史密斯（Wilson Smith）和后来因英国的普通感冒研究小组而成名的克里斯托弗·安德鲁斯

(Christopher Andrewes),以及他们的同事在位于伦敦郊区的磨坊山的医学研究委员会实验室工作,此时安德鲁斯是一个重度流感患者。雪貂因接触了安德鲁斯的口水而患上了肺炎。雪貂接着把流感传染给研究组里的一位初级研究员查尔斯·斯图尔特·哈里斯(Charles Stuart Harris),这一过程进一步完善了罗伯特·科赫关于传染性疾病的病因假设。

当然,在 1933 年之前,至少在当时的技术条件下,人们不可能从十几年前的死亡者体内分离出活的流感病毒。不过,对病毒进行某种程度的分类倒是可行的。对幸存者的血清抗体进行检测,检测结果显示,当时流行的病毒可以归类为 H_1N_1 型病毒株。这就意味着该病毒与磨坊山的研究人员在 1933 年传染给雪貂的病毒分离株存在着某种联系。H_1N_1 型病毒(官方称为 A /WSN /1933)直至今日仍然在实验室使用。如一些剧毒的流感病毒(包括 H_5N_1 型病毒)一样,它可以导致某些试验动物的神经病理学反应。

研究进行到这里便停滞不前,直到在分子学领域中,由PCR 技术发展而来的一大批技术突飞猛进。就职于华盛顿的美国武装部队病理学研究所(U. S. Armed Forces Institute of Pathology)的杰弗里·陶本伯格和他的团队,其中包括安·里德(Ann Reid)和艾米·克拉夫特(Amy Krafft),他们从在 1918 年军队招募营中急性死亡的年轻战士的肺组织石蜡包埋块中成功地扩增了大部分病毒基因组(病理学家将石蜡包埋的方法用于分割病理切片已超过 1 个世纪)。然后,与约翰·胡尔廷(Johan Hultin)合作。约翰·胡尔廷曾经尝试在阿拉斯加冻土层中从快速掩埋的尸体(因为尸体能瞬间冻结)内重新获得活病毒。该团队能够逐步重建完整的 1918 年甲型 H_1N_1 病毒基因组。在严格的安全条件下,甲型 H_1N_1 病毒仍能感染非人类灵长类动物、实验小鼠和雪貂,证实了这些复活的病毒和高致病性 H_5N_1 型流感病毒株一样具有毒性。

2011 年底,有报道称两个主要的流感研究小组已经使用连续传代的方法,使高致病性 H_5N_1 型禽流感病毒在雪貂、人(可能有)中传播,这个报道引起了轰动。这给了我们两个提示:一是这些 H_5N_1 型病毒可以改变病毒在人与人之间的传播方式;二是可以识别病毒 RNA 中发生的特定变异,然后在自然衍生的变异体中监测 H_5N_1 型病毒的出现。这些研究是否已经完成?这在大众媒体上已展开了激烈的辩论。如果完成,结果是否应该公开发布让所有人都能看到,包括恐怖分子。这个领域的科学家公开宣布暂停了这项研究,但这个话题可以在合适的论坛上进行充分的讨论。虽然讨论远未结束,但在对标准进行完善后,这项研究于 2013 年初又重新开始了。真正的危险是那些不合格的人在不合格的实验室里开展这种实验。虽然这种情况不太可能在井然有序的医疗研究系统中发生,但是由于这些技术是公开的,一些相对比较负责任的国家,比如美国,也不能在全球范围内监控这类事情。

到目前为止,关于 1918 年流感的起源,我们了解了哪些呢?该基因序列大致为"类禽流感",但是并没有有力的证据证明它直接来自鸟类宿主。也没有证据显示它是猪体内病毒事件(病毒基因重组)的结果,其起源尚不明确。回过头来对 1918 年以前的流感病毒(人群中的)进行"分子考古",这个想法引起了陶本伯格的兴趣,但这是极其困难的任务,因为发现合适的且完好的证据的可能性很低。

4.10　我们抗击流感的能力是否在提高?

知识就是力量,我们肯定已经比 20 世纪流感大流行出现的时候(如 1918 年、1957 年、1968 年)更有能力去对付新型的甲型 H_1N_1 流感病毒,无论是从公共卫生政策和监测、疫苗可获得性,还是预防和治疗手段等方面来看。确实如此,例如用抗生素和氧气疗法治疗继发性细菌性肺炎。同样,目前也有很多正在进行的创新性研究,在接下来的一二十年,我们可能将会看到在快速生产大量疫苗以及预防感染方面和治疗重症患者方面取得的重大进步。

1918 年甲型 H_1N_1 病毒的起源并不明确,1957 年亚洲 (H_2N_2 型)和 1968 年中国香港(H_3N_2 型)流行的甲型流感病毒被认为是起源于传统的农业社区。因为在传统的农业社区,人们、家禽和猪在温暖、潮湿的环境中一起生活,这种情况在东南亚很普遍。许多泛太平洋国家(如越南和柬埔寨)或地区随着战争的结束和技术手段的提高,需要应对持续发生的 H_5N_1 禽流感(自 1997 年开始)带来的挑战,这使得 H_5N_1 禽流感成为卫生和畜牧部门优先监测的疾病。

为了进一步提高监测效果,除了 4 个世界卫生组织流感合作中心(伦敦、亚特兰大、墨尔本和东京)和 1 个动物中心(田纳西州孟菲斯市)之外,2007 年,中国向世界卫生组织申请成为全球流感参比和研究合作中心,于 2010 年被世界卫生组织正式任命。这个机构由美国提供部分资金,基于香港大学的重大项目,在理想地点监控来自东方和西方的流感病毒入侵。除了首席科学家们的参与,由于被称作"焦磷酸测序"和"深度测序"的 DNA 测序技术的改进,快速检测新型变异病毒已成为可能。该新型变异病毒可以作为一种新型季节性流感病毒株出现。一旦某种特定的甲型 H_1N_1 流感病毒被确定且在人群中传播后,这种导致新型季节性变异体出现的突变可在任何时间、任何地点出现。

从 2002—2003 年的 SARS,到 2005 年的 H_5N_1 禽流感和 2009 年猪流感,人们日益强烈地意识到,流感这种快速传播的疾病所导致的经济损失使得政府和企业非常重视致命的呼吸道传染病。国家和地方必须实施现有的或者更加完善的计划,增加应对流感的基础性或者应用性研究的资源投入,并且在机场实施更好的监测方案。在一些国际机场入境区安装监控过境旅客体温的探测器,在技术上是否有效仍然存在争议,但这样做的确能够让工作人员和旅客提高防护意识。但事实上,从逻辑上来说,在旅客登机前对他们进行筛查应该更为合理。

4.11　我们对流感疫苗的研究取得了什么进展?

目前这个领域有很多研究正在进行中,疫苗的数量和质量都在稳步提升。然而,问题是当一种新的流行性或季节性病毒株突然出现时,无论我们是否清楚其来源,依然需要近 6 个月的时间才能将疫苗分发到较偏远的社区。其中的原因各不相同,其一是大多数流感疫苗仍然在鸡胚中培养,导致没有足够多的配有必要设备的场所来生产疫苗。一些流感疫苗现在已经能够在细胞培养物中制成,这扩大了生产设备的选择范围。然而,比起鸡胚,人工培养的细胞依然只适用于生产少量的疫苗。甲型 H_1N_1 流感病毒主要起源于禽类,所以它适合在禽类

飞机场
Photo by Josue Isai Ramos Figueroa on Unsplash

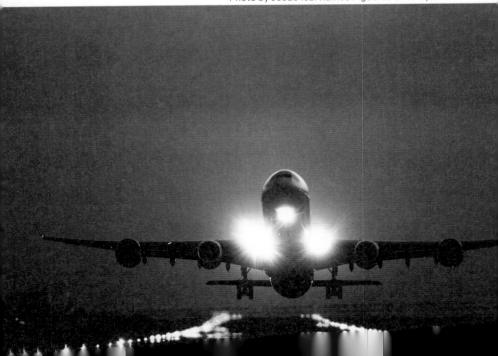

组织中生长。

当提到生产标准的、灭活的非复制型流感疫苗时,病毒(也就是病毒蛋白)的剂量是我们关注的焦点。新的生产流感疫苗的"反向遗传学"技术(虽然它对 2009 年甲型 H_1N_1 流感病毒株并未起到太大作用)的发展显得尤为重要。H_5N_1 型病毒对鸡胚迅速致命,因此利用反向遗传学技术,病毒学家能够将禽流感 H_5 和 N_1 基因植入实验室标准流感毒株的其他基因框架,这种标准的实验室流感毒株能够在鸡蛋或细胞培养物上生长良好。反向遗传学技术目前能够用于研究任何新分离的甲型 H_1N_1 流感病毒。

用一种非常特别的方法快速生产流感疫苗可能已经实现了。近年的报告显示,利用从秋黏虫卵巢中取出的人工培养的细胞,能够大量快速生产病毒的 H 基因。但迄今为止,相关报道只是出现在具有责任感的媒体上,尚未在科技文献中找到实际证据。

苏联曾长期使用减毒活疫苗,现在美国也仍在使用鼻内用流感疫苗,因为这种鼻内用流感疫苗的复制只能在较低温度下的人体上呼吸道(鼻子和口咽)发生。虽然还没有被批准用于婴幼儿和老年人，但这些疫苗确实有优势，因为它们可以在使用者的鼻内和上呼吸道内繁殖，所以每支疫苗的病毒载量不需要很大。然而，减毒活疫苗面临着所有流感疫苗面临的问题：面对大流行时，几乎没有足够的时间来进行大范围的人体安全测试。

有关灭活疫苗的标准也存在问题。近年，澳大利亚严格按照标准生产的疫苗，比一般的疫苗更容易引起反应，会导致一些儿童发生高热和抽搐的异常反应。国家制造新疫苗保护人们免受新病毒的侵袭，即使是广为人知的疫苗类型，也不能保证绝对没有副作用。对于这种类型的疫苗，相关的保护措施的实施需要基于效益与风险的比例分析，在成千上万的人面临感染威胁前，这种预防疾病的方式是很难被人们理解的。例如 2009 年甲型 H_1N_1 流感大流行时，美国已有超过 340 例患儿确诊死于流感。

虽然并没有确凿的证据证明这种具有"致反应性"的澳大利亚疫苗会致死，但仍然有一定的关联性，比如一个婴儿在接种疫苗之后的 24 小时内死亡。对于低龄儿童，高热惊厥是一个大问题。这里可能需要对接种了疫苗的成人的血清进行生物学检测，以弄清该疫苗是否导致发热因子（细胞因子和趋化因子）的异常产生。目前这种技术的使用已经很成熟，但是必须要先进行人体安全测试，在发现具有指导意义后，再全面实施并加强对灭活流感疫苗生产的监管。

研究的另一个部分是新型佐剂的发展，或者是提高抗体水平的疫苗添加剂。常用的添加剂是化合物明矾，另一种则是水包油型乳剂 MF_{59} 或鲨烯。自身免疫的特征目前越来越受到关注，人体遇到外来入侵时，机体能够产生一系列的"天然生物制品"。我们已逐步了解到这些在感染早期产生的物质是如何促进特异性免疫以及具有长期免疫记忆的获得性免疫形成的。

"圣杯"流感疫苗将用于生产通用疫苗，虽然其现实性受到很多人的质疑。疫苗生产者通过不断生产疫苗已经能够赚很多钱了，况且政府也不一定会投资超过 10 亿美元来完成这件事情。但现在有很多研究致力于刺激机体产生更多可发生交叉免疫反应（甲型 H_1N_1 流感病毒之间）的记忆 $CD8^+$ T 细胞，这些细胞能够使机体对感染产生更快的反应，因此能减轻感染的严重性，而不是完全预防广谱流感毒株的感染。选择部分保护机制而非消除性免疫有它的优势，因为轻微的感染能够增强现有的交叉免疫反应，进而使 T 淋巴细胞和 B 淋巴细胞的记忆维持在较高水平，有助于减轻不同流感病毒感染引起的机体损伤。

其他具有交叉反应的疫苗策略主要针对"追踪"免疫系统，这种"追踪"可通过将抗体反应集中到病毒 H 分子的共享区域或将免疫力集中到作用于保守的 M_2 离子通道蛋白来实现。这种 M_2 蛋白是在低丰度（丰度相对于 H 分子和 N 分子较低）时的流感病毒颗粒表面发现的。我的观点是，目前正在发展的广谱流感疫苗策略还有待研究和发展。然而，针对流感和 HIV/AIDS 的疫苗的问题较为相似，目前集中在这两方面的研究较多，可能会有重大突破。假如我们能够研制出这样一种通用的流感疫苗，那么会出现新的公共卫生问题——它是否应该作为对抗季节性流感的常用方法，以及作为对抗新型甲型流感病毒株的战略储备。还有一种可能就是，这种疫苗需要每 3 年接种一次来增强已有的交叉免疫效应。

4.12 除了疫苗以外，目前还有其他产品预防感染吗？

早前，我提到神经氨酸酶抑制剂瑞乐砂（扎那米韦）和达菲（奥司他韦），这些药物可以用来保护关键的医务人员和提供基本服务的人员，如边境保护部门员工和食品运输者。这些药物能阻断甲型或乙型流感病毒的入侵，因此在 H_5N_1 流感大流行期间被大量使用，也有证据显示，在 2009 年甲型 H_1N_1 流感大流行的开始阶段，具有流感早期症状的患者使用这种药物，确实能够降低其临床表现的严重程度。但是这些药物价格昂贵，供应有限，而且这些药物使用得越多，某些耐药病毒可能会出现得越快。比如，很多甲型 H_1N_1（非 H_3N_2）流感病毒对达菲（非瑞乐砂）耐药。长效神经氨酸酶抑制剂拉尼那米韦近年在一些国家已被批准上市。有证据表明单支拉尼那米韦的吸入剂量，能够保护小鼠免受流感病毒侵袭至少一个星期，其他针对不同分子路径的抗流感病毒药物也正在研发中。

最终，正如在前面章节简要讨论过的感染和免疫，研究者已经成功地分离出相对罕见（发生率小于百万分之一）的、能够对病毒 H 分子在交叉反应区域（抗原共享的决定因素）产生特定抗体的细胞：B 淋巴细胞或浆细胞。如同现在的一些肿瘤治疗药物（治疗乳腺癌的赫赛汀、治疗非霍奇金淋巴瘤的依鲁替尼），可以利用 DNA 重组技术大量生产这样的人类单克隆抗体。与一些小分子疗法（药物治疗）相比，单克隆抗体的优点在于其具有更长的半衰期，能够长期存在于血液中。总的来说，基于分子工程技术的单克隆抗体疗法得到了较大的发展，该方法旨在增加抗体与病原体的亲和力和延长生物有效性的持续时间。这类研究的缺点是费用高,并且一旦遇到呼吸道感染大流行,这些产品必须由专业的医疗人员进行注射。总的来说,在大流行期间让大量患者聚集到医生办公室或者急诊室,会有很大的风险。

4.13　我们应该以怎样的心态面对流感?

我们需要保持良好的心态,不能忽视流感,也不能过于恐慌。假如你年纪比较大,最好每年接种季节性甲型、乙型流感病毒疫苗。统计数据表明,重复接种流感疫苗,能够降低疾病的发病率和患者的住院率,延长患者的寿命。良好的免疫保护可能只是部分原因,因为经常接种疫苗的人群往往身体健康、经济状况良好,并且当他们的身体出现问题时,更有可能选择就医。

假如发生任何严重的呼吸道感染,最好及时看医生。感染的早期使用瑞乐砂可能是有效的,因为最初的病毒感染除了对症治疗,其他治疗方式并不理想。原发的(由链球菌、嗜血杆菌、支原体、衣原体、克雷伯菌或军团菌导致)和继发的细菌性肺炎可以用抗生素治疗。流鼻涕、痰液呈暗黄色或绿色则有可能是细菌感染,不过这也并不是绝对的,最终还需要由有经验的医生进行诊断。

当有适合的预防本地感染的疫苗时,需要对老年人和小孩进行重点保护,使他们免受继发肺炎双球菌感染导致的肺炎侵袭。比如普遍存在的呼吸道合胞病毒(respiratory syncytial virus,RSV),这种病毒对于婴儿和疗养院的人群来说非常危险。针对该病毒的疫苗还处在临床研发阶段,有病毒特异性的单克隆抗体(帕利珠单抗)用来保护易受感染的婴儿。导致年轻人感冒和喉头炎的冠状病毒和副流感病毒,对老年人来说可能是更严重的问题,而预防此类病毒的疫苗并未上市。

本节重点讨论肺部感染的问题,特别是针对婴幼儿(因为他们的呼吸道非常狭小)和老年人。任何严重的持续性呼吸道症状,特别是伴随发热症状,都应该由专业人员进行检查。如果感染了耐多药或者完全耐药性肺结核,那就太不幸了,但这种可能性是存在的。对于流行或者大流行,我们要随时关注官方发布的相关信息,并按照规定预防疾病,这将会在后面进行详细讨论。我们需要提前接种流感疫苗,出现症状时应及时看医生,特别是高危人群,比如老年人和儿童。现有的流感疫苗不能提供绝对的保护,特别是对老年人。2012—2013 年冬季流感在美国大范围流行期间,当很多人意识到问题的存在并付诸行动时已错失防控良机。波士顿就是如此,波士顿也许是在 2012 年末受到影响最严重的城市,当时人们曾排着长队接种非常紧缺的流感疫苗。

5 从蝙蝠到田鼠

5.1 蝙蝠是什么?

Fledermaus 是德语中对蝙蝠的称呼,按照字面意思,译为"飞翔的老鼠"。蝙蝠是地球上数量较多的哺乳动物。其中果蝠由于 SARS 病毒而不得不提,并且后面还有更震撼的故事要说。这一章节将会讨论许多毛茸茸的小型动物(特别是田鼠)携带的危险病原体。

5.2 果蝠携带 SARS 病毒是异常现象吗?

异常,答案是肯定的。现在有的说法称果蝠和食虫蝙蝠携带了一系列的病毒,可能会感染我们。这一说法已经让人们大吃一惊。至少 10 年以前,我们唯一知道的通过蝙蝠传递给温血哺乳动物的病毒就是狂犬病毒,它通过吸血蝙蝠传递给牛或者人。除了偶然暴露于实验室的气溶胶,或者从感染者那里移植角膜时由于疏忽导致的感染,狂犬病通常是被携带病毒的动物咬伤引起的,这是因为在被感染动物的唾液中狂犬病毒的浓度很高。虽然浣熊、狐狸和其他野生动物也很危险,但犬类的危害最大。重要的是人要避免接触任何生病的野生动物,特别是在一些狂犬病流行的国家。

　　通过蝙蝠传播狂犬病的问题基本上仅限于南美洲,因为在南美洲发现了吸血蝠亚科的蝙蝠,长期以来都有关于果蝠和食虫蝙蝠也许同样携带并能传播这种病毒的猜测。虽然它们有牙齿和强壮的下颌,可以咬破热带水果的坚韧果皮,但这类蝙蝠一般不攻击人类和其他哺乳动物。但当蝙蝠生病或者受到类似狂犬病毒的感染损害脑部而导致行为异常时,人类如果去

蝙蝠
Photo by Maksim Shutov on Unsplash

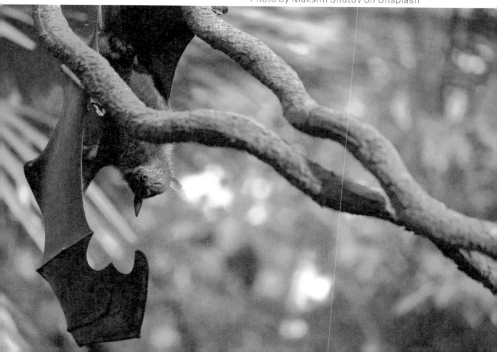

接触它，可能会被咬。当蝙蝠侵入人类居住的场所时，人们应该请专业人士将它们驱逐出去。目前人们已经知道了除吸血蝙蝠以外的普通蝙蝠所携带的相关的狂犬病毒属。苏格兰有一名专业蝙蝠饲养员被感染，澳大利亚也发生了两例类似案例，其中一名死于食虫蝙蝠所致的狂犬病毒感染。在澳大利亚，尚无证据显示犬类或野生动物携带狂犬病毒，所有的蝙蝠饲养员都接种了标准的狂犬病疫苗。目前尚未发现澳大利亚家养或野生犬类携带该病毒，这难道只是出于偶然？

狂犬病是一种可怕的疾病，但它并不会造成全国范围的大流行。对于狂犬病，我们早已有很好的应对措施，包括效果很好的疫苗。狂犬病疫苗是 1885 年由埃米尔·鲁（Emil Roux）研制出来的，并且由路易斯·巴斯德成功应用。除了疫苗，健全的公共卫生体系也能够大大减轻狂犬病的威胁，比如对野狗进行消毒和绝育，对家养宠物和具有风险的牲畜进行疫苗接种。一些国家通过实施检疫来防治狂犬病，比如澳大利亚。在病毒流行的地方，比如美国，人们经常会有接触受感染的狐狸、臭鼬或浣熊的危险。在欧洲和北美洲，都有使用诱饵成功给野生动物接种疫苗的案例，一般是通过从轻型飞机上投下含有减毒狂犬病疫苗的鸡头来对野生动物进行接种。

另外,虽然狂犬病几乎是致命的,但是人们被一只疯狗咬伤也不一定会导致死亡,而应该尽快寻求专业的帮助,并且,即使由于其他原因延误了治疗,仍然不能放弃救治。正如多年前巴斯德和他的同事们发现的那样,狂犬病是少数接触病毒后使用疫苗仍可以阻止疾病发生的一种感染性疾病。这些弹头形状的病毒沿着神经纤维移动缓慢,因此如果暴露点是脚、腿或手,在病毒到达脑部之前,依然有足够的时间实施有效的免疫措施。在神经系统中,狂犬病毒会躲避免疫系统,因此接种疫苗是非常必要的。

对于脸部被咬的患者,以及由于试管破裂或在脑组织均质化过程中吸入含有狂犬病毒的气溶胶颗粒导致感染的实验室工作者,因为病毒进入脑部神经束的时间大大缩短,感染会严重得多。这些病毒可能从鼻后部直接进入,通过嗅神经到达脑部的嗅觉中枢。另外,一些人因为移植了狂犬病患者(未经诊断的)的角膜而死亡。无论如何,近年发展的单克隆疗法可能会给这类患者的治疗带来希望。

有证据显示果蝠是全病毒谱(例如狂犬病及其相关的病毒属,以及 SARS 病毒)的宿主,并且一些案例表明它们能够感染人类。在这些病毒中,有非洲丝状病毒、马尔堡病毒和埃博拉病毒,这些病毒能够导致散发的、致命的、高传染性的(通过直接和人类接触)出血性疾病。然而,还有新发的亨尼帕病毒(henipaviruses),这是一种亨德拉病毒和尼帕病毒的重组病毒,都是由狐蝠科果蝠(字面意思是"飞翔的狐狸")携带的。尼帕病毒首先在马来西亚被发现,它导致了人和猪的致命性脑炎,已经导致孟加拉国北部的大暴发。亨德拉病毒以感染马为主。据报道,在澳大利亚的人群中,只有少数受感染。该病毒主要感染驯马师或兽医,受感染者有类似流感样伴随发热的出血症状,最终受感染者可能会死亡。尽管迄今为止亨尼帕病毒在人群中的感染率很低,但考虑到其较高的病死率(最高达到40%),仍然要慎重对待这类病原体。

5.3 亨尼帕病毒是会导致潜在的大流行的病原体吗?

可能性不大,且不说该病毒尚不能在人与人之间直接传播,人们在居住区接触到受感染动物的机会也是很小的。有证据显示,亨德拉病毒和尼帕病毒在宿主(分别是马和猪)中繁殖和传播后会感染人类,人与人之间通过间接传播也可能会感染尼帕病毒。在 2001 年到 2008 年,孟加拉国约有 50% 的尼帕病毒感染患者被认为是以猪作为中间宿主来实现人与人之间间接传播的。虽然感染范围依然有限,但尚未发现亨德拉病毒在人群中直接传播,而且患者总数是极少的。果蝠习惯昼伏夜出,一般白天倒挂在树枝上,在植物园很常见。从它们中分离病毒很简单,把床单铺在它们栖息处的地面,用来采集粪便,然后从粪便中采样即可。

问题依然存在:为什么我们才发现这些感染? 答案是,除了诊断技术的不断提高外,我们并不了解其他真正的原因。自从发现 HIV 病毒以来,特别是在发展中国家,人们对传染性疾病的认识水平和监测水平大大提高。从 1900 年到 2000 年,全球人口增加了约 4 倍,而在 1960 年到 2000 年增加了约 2 倍,大部分人口增加发生在发展中国家。这些地区的人们为了生存,大量砍伐原始森林并居住在正在开发的地区,而那里曾是果蝠和其他野生动物生活的地方。

在如澳大利亚这样的发达国家,亨德拉病毒之所以会忽然出现,可能源于人口增加和经济繁荣带来的"休闲农场"的发展,许多没有养马经验的澳大利亚居民开始在城市郊区饲养宠物马。当提到传染性疾病与其传播时,社会因素常常与生物学因素一样重要。一种新研制的保护马免受亨德拉病毒侵袭的疫苗已经上市并发挥效用。假如人们被说服或被要求给马接种疫苗,那么澳大利亚应该不会再有人感染亨德拉病毒了。

电影《传染病》为我们虚构了一个可怕的疾病大流行,探讨了假如亨尼帕病毒越过猪直接传染到人,再引起人与人之间传播,并且这种传播是通过直接接触或呼吸道实现的,那样的话会发生什么? 蝙蝠、猪、人已在相同环境中共同生活了很长一段时间,没有任何证据显示这些物种不能和谐共存。当提到这些内容时,检疫当局忠于职守是很重要的,监测部门也应具备

小女孩和马
Photo by Melanie Dretvic on Unsplash

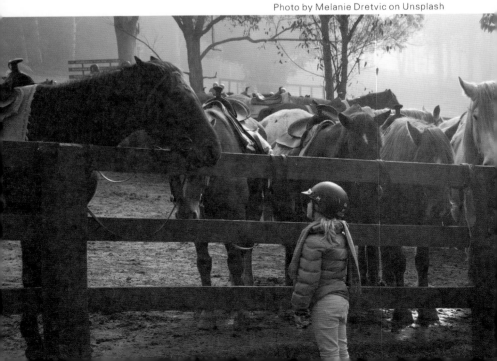

充分的资金运作能力,这样我们就能稍微安心了。

5.4　埃博拉病毒是所有病毒中最可怕的吗?

的确如此。假如我们仅仅考虑疾病的严重程度,埃博拉病毒和亨德拉病毒一样,是非常可怕的病原体。1976 年,科学家们从刚果共和国的埃博拉河流域的出血热患者中第一次分离出该病毒,该病毒的致死率在 30% 到 80% 之间(平均 68%),具体取决于它的亚型。非病原性(针对人类)的埃博拉-雷斯顿(Ebola—Reston)病毒,首次是在美国灵长类动物群中发现的,而后是在菲律宾被感染的猪中分离得到的;所有自然严重感染埃博拉病毒的事件都是在非洲发生的,或者是在高安全性操作条件下,实验室工作者意外被感染。实际上,埃博拉病毒的传播主要是通过被感染的体液和餐具,而不是通过呼吸道的气溶胶颗粒。即使如此,人们对这种病毒极度恐惧的原因是,当它初次出现且人们还未了解如何应对的时候,它已经在人群中快速传播开了。

早期虽然在卫生工作者中出现了许多致命性患者,但是现在这种情况少了很多,原因是专家们越来越了解这种疾病并采取了相应的保护措施。埃博拉病毒也可以导致大猩猩、猩猩和黑猩猩感染并最终死亡。许多还在实验阶段的疫苗可以保护非人类的灵长类动物,下一代变种疫苗正处于临床测试阶段,还没有上市。研究这种病原体的科研工作者和疫区医护人员,亟须这种疫苗的保护。更好的办法是给黑猩猩、大猩猩接种疫苗,但接种疫苗对于这些大型野生群居动物来说并不简单。可行的办法可能是我上文提到过的对狂犬病使用的诱饵接种法。

埃博拉病毒并不是人类第一次应对的丝状病毒。早在1967年,在德国和南斯拉夫有超过30人感染了马尔堡病毒(该病毒感染暴发于此地),其中有21人死亡。埃博拉病毒和马尔堡病毒被认为是在几千年前从一个共同的祖先那里分化而来的,并且都可以溯源到果蝠。人类在生产脊髓灰质炎疫苗时引进了非洲绿猴,而马尔堡病毒则通过非洲绿猴被传到欧洲。虽然它们具备高度的传染性,但事实上这两种病毒并没有通过呼吸道途径进行传播,并且它们导致了如此严重的、可怕的出血性疾病,这可能是它们不会在人群中导致更广泛传播的原因。马尔堡病毒或者埃博拉病毒感染的任何一次暴发都在严密监控之中,尤其是现在已经建立好了对这些患者的隔离程序和采取了安全防护措施,因此,这两种病毒引起大流行的可能性都很低。

5.5 出血性疾病到底是什么?

简而言之,出血性疾病会导致大量的、机体组织的非正常的出血。有的症状严重,有的症状较轻。如果你身处热带地区,并有非常不适的症状,出血伴有高热,那么你很可能感染了埃博拉出血热病毒。假如是这样,你需要立即住院,并寻求尽可能专业的服务。假如患儿伴有此类症状,儿科医生会马上考虑是否为脑膜炎球菌败血症(由脑膜炎奈瑟菌导致的),这种疾病可以通过使用抗生素治疗,市面上也有相关的疫苗。

当机体的某一个器官出血,但又没有发热症状时,并不能说明你感染了某些可怕的病原体。假如你身处欧洲某国或者美国,开始有出血症状,那么需要根据出血的部位和全身的临床表现来做出诊断:便血意味着胃肠道出现了问题,可能是结肠癌;尿血可能是因为肾结石或肾癌,可能也有其他原因;牙龈出血需要去看牙医;流鼻血的原因很多,但一般与长期坐飞机导致的脱水和干燥有关。

同样地,咯血也并不意味着感染了出血热病毒。你可能对某些经典的电影场景有印象,在18—19世纪时,脸色苍白的男主角或女主角轻微地咳嗽,用手绢捂着嘴,然后迅速把带有红色污迹的手绢藏起来,不让他／她的爱人看到。这种病是结核病,我们在前文中讨论过,它是由细菌导致的组织损伤,并引起宿主反应,导致组织或呼吸道出血(也就是局部出血),然后,带血黏液被咳到手绢上。随着结核杆菌感染病情进展,咯血会更加频繁,在抗生素发明之前,这确实是令人恐惧的症状,现在,尽管我们担心如前文所述的多重耐药病原体出现变异体,但如果治疗及时,肺结核基本可以治愈。

无论是谁,如果咳出大量鲜血应该立刻去看医生。如果是一些能治疗的细菌感染(像肺结核),那就是最好的情况了,即使我们可能需要通过使用几个月甚至更久的抗生素进行治疗。特别是对于老烟枪,咯血的原因还有可能是肺癌。然而,比这些更加危险的是,咯血可能只是急性发热性(高热)出血性病毒病的症状之一。如果是这样,患者就不仅仅是咯血了,病情将会严重得多。

导致真正的出血热的病毒能够促使毛细血管内皮细胞溶解,进而导致血管快速破裂。从瘀点(主要是略带紫色的出血

点,我们可能首先在皮肤和眼与嘴的黏膜上看到),到我们描述
的出血性体质(伴有组织的显性出血),都是这种疾病的临床表
现。对于病毒介导的损伤,其潜在病理严重程度可能在疾病早
期受到机体分泌的各种复杂的免疫反应的细胞因子和趋化因
子的影响。这些先天的反应介质最初的部分功能是限制侵入
的病原体传播和繁殖,也可能与水肿(体液的积聚造成的组织
肿胀)、出血和感染性休克(这也是大血管渗漏和出血造成的)
有关。

　　从临床角度来看,出血性疾病是所有疾病里面看起来最可
怕的。这让它们成为恐怖电影的理想题材,比如《恐怖地带》
《传染病》和 2002 年英国电影《惊变 28 天》,电影中虚构的病原
体可引发类似狂犬病发作时的暴力攻击现象和类似埃博拉病
毒感染的出血症状。即使没有任何虚构的咬伤情节,发热、瘀
点(由破碎的毛细血管导致的皮肤上的紫色小点)和机体极度
虚弱等现象也会提醒卫生专家们,要采取最严格的预防措施避
免接触感染的血液或黏液。目前虽然还没有高度传染性的出
血热病毒导致的大流行,但是依然有许多可能的情况存在,因
为我们尚不清楚在野生环境中还存在哪些其他的病原体。相
关职能组织,比如欧洲疾控中心、美国疾控中心和世界卫生组

织,正在密切关注这些威胁。

5.6　丝状病毒是引起出血性疾病的主要原因吗?

　　不是,恰好相反,它们从各方面来看都非常可怕。虽然有各种不同类型的细菌和病毒都可能导致出血性疾病,但是当提到大流行时,这些都不构成很大的威胁,因为它们不容易实现人与人之间的直接传播。比如,由水源性钩端螺旋体(出血性黄疸性钩端螺旋体)引起的钩端螺旋体病,这种钩端螺旋体在鼠类肾小管中生长,它引起的疾病(使用抗生素很容易治疗)可以在世界范围内流行。比如在一些地势较低的欧洲国家,假如你跌入淡水沟渠,接触疫水后就可能会得这种病。其他一些可以感染人类的钩端螺旋体属原发于牛类、犬类和一些热带物种,这些钩端螺旋体感染都能够使用链霉素进行治疗。

　　现在也有导致肾综合征出血热(hemorrhagic fever with renal syndrome,HFRS)的汉坦病毒。这种病毒在 20 世纪 50 年代朝鲜战争期间首次引起西方医疗界注意,当时出现了一批肾综合征出血热病原体携带者。部队在乡下居住和战斗,暴露于黑线姬鼠(姬鼠属)所携带的朝鲜出血热病毒。战士们因吸入啮齿动物的粪尿构成的尘粒而受到感染。这看起来也许不引人注目,但是我们一直在呼吸那样的物质。事实上,假如这些病毒由普通家鼠(小家鼠)携带,或者由在城市普遍可见的褐鼠(褐家鼠)携带,这种感染将会严重得多。因为在大城市或者旧宅子里,我们可能经常会与这些物种接触。

肺综合征首次在美国的"四角区"(科罗拉多州、新墨西哥州、亚利桑那州和犹他州)被发现,这类疾病并不是原发的出血性疾病,它是由另一种汉坦病毒"无名"(西班牙语称为 Sin Nombre)导致的。2012 年,汉坦病毒"无名"感染疫情在约赛米蒂国家公园暴发,出现了 10 名确诊患者,其中 2 人死亡。美国疾控中心当即对约 1 万名夏季游客发布了预警信息,尤其是那些住帐篷的游客,他们受到感染的可能性很大。这种病毒已经在北美大多数地区扩散,其自然宿主是鹿鼠。幸运的是患者还比较少,但是在有临床症状的患者中,超过 50% 的患者死于该病。鹿鼠也被认为感染了许多相关病毒,但不会传染给人。

并且,实验室工作者偶尔也会感染淋巴细胞脉络丛脑膜炎病毒(lymphocytic choriomeningitis virus,LCMV)。这是一种啮齿动物携带的病原体,这种病毒能够导致小鼠和仓鼠类持续的感染。回到数年以前,一次在美国更大范围暴发的淋巴细胞脉络丛脑膜炎病毒感染,伴有严重的头痛、发热和肌痛症状,追根到底是由经销商销售的同一批宠物仓鼠所导致的。更加危险的拉沙热沙粒病毒是引起急性出血热的另一个原因,这种病毒的自然宿主是多乳鼠,它们生活在撒哈拉以南非洲。拉沙热沙粒病毒与广谱的南美出血热病毒是远亲关系。这些病毒都是由啮齿动物(如暮鼠)携带,而且在医院里,由于医护人员和患者之间有密切的接触,会导致小范围的人与人之间直接传播。需要强调的是,在过去可能会因为皮下注射针重复使用造成感染;但当一次性注射器普及以后,这种情况已不太可能发生。每一个人都已意识到需要避免 HIV 和丙型肝炎病毒的血液传播。

除了通过接触其他物种排出的病原体导致的发热外,还有蚊媒传染病。例如,裂谷热病毒(属于布尼亚病毒科)是一种源自非洲牛类的蚊媒传染病毒,偶尔会引起人体出血性疾病。其病原体布尼亚病毒因乌干达的小镇布尼亚维拉得名。2009 年3 月到 7 月之间,另一种通过虫媒传播的新型布尼亚病毒在中国被发现,这种病毒能够导致严重发热伴血小板减少综合征,出血热的原因是血小板缺乏。

当然,虫媒病毒的传播取决于其载体蚊子的分布。地理上的屏障也能够阻隔这种病毒的传播,例如海洋,那些生活在寒冷地区的人们也能免受感染,我们将在下一章节继续进行讨论。

本章的主要内容是,我们可能会常常与蝙蝠、田鼠和其他动物接触。当我们走进田地和森林时,会闯入它们的世界。蝙蝠在自然环境中的地位非常重要,它们给植物授粉,播撒种子,提供养分,并且能够减少昆虫的数目。至于田鼠,目前还没有

田鼠
Photo by Ryan Stone on Unsplash

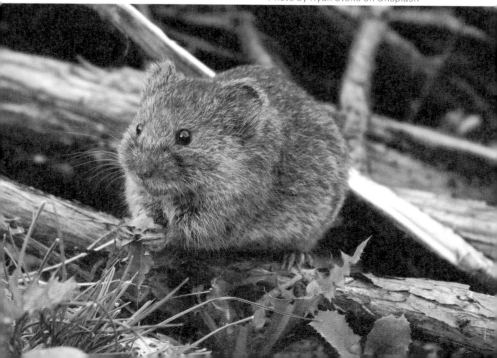

控制它们的可行办法,无论如何,我们都应保持自然界的生态平衡。为了避免被这些物种所携带的病毒感染,我们需要提高防范意识,必要时,我们要改变一些生活方式与行为习惯。另外,对于那些对我们造成严重威胁的疾病,我们也能通过研制出疫苗来解决。

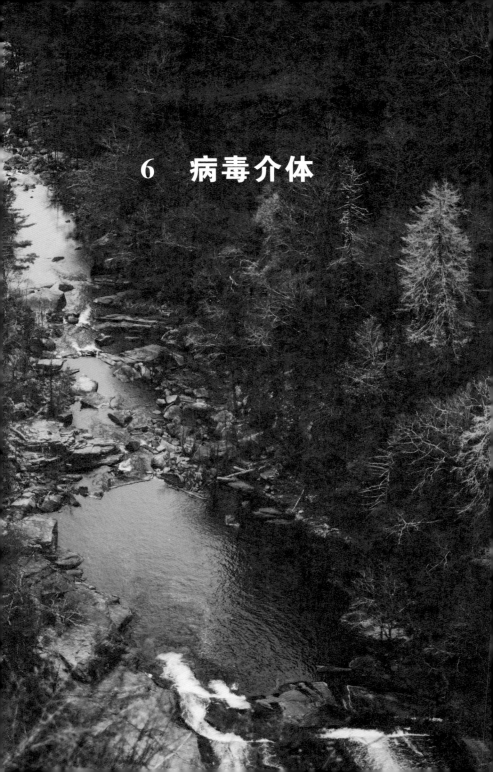

6　病毒介体

6.1　何为介体？

在病毒和其他感染中,其中一种介体就是携带病原体的昆虫。在这里我们讨论的是生活在草地上和空中的微小生物,如蜱和蚊子。美国一家大型轮胎企业生产的一种产品就叫"介体",这个名称是相当讽刺的,因为蓄积着雨水的废旧轮胎就是蚊蚴的最佳繁殖地。2008年的大暴雨之后,生活在巴拉圭、巴西和阿根廷潮湿区域的人们遭遇了登革热和黄热病的严重暴发。近年,在澳大利亚也发生了类似的情况(在经历了十多年的干旱之后),"拉尼娜"现象引起的过量降雨导致洪涝,由于罗斯河病毒和巴马森林病毒可经蚊媒传染给人,所以随后由这两种病毒引起的皮肤病和关节病发病率增高。还有马匹也死于昆津病毒引起的脑炎,这与2012年夏天再次暴发的西尼罗河病毒感染密切相关。

尽管夏天非常炎热,仍然有大量感染西尼罗河病毒的患者。这是一个由与天气相关的"完美风暴"事件引起疾病暴发的有趣例子。至少在美国的一些地区,2011—2012年相对温暖的冬天被认为有利于西尼罗河病毒主要介体——尖音库蚊的生存。很久之前的降雨在地面上形成水洼,由于长期的干旱少雨,这些水洼通常不会被后续的降雨冲毁。干旱气候也影响了携带西尼罗河病毒的鸟类,尤其是旅鸫(亦称美洲知更鸟)的饮水地点,同时使鸟类与蚊子有了间接接触,这使得全国各地的疫情突然恶化。

尽管我们对一些疫苗的研发已经很成熟,但是到目前为止还没有研发出针对西尼罗河病毒的人类疫苗。除了使用驱虫剂或者使用蚊帐,目前预防感染最可行的方法是利用现有的环

蚊子吸血
Photo on VisualHunt

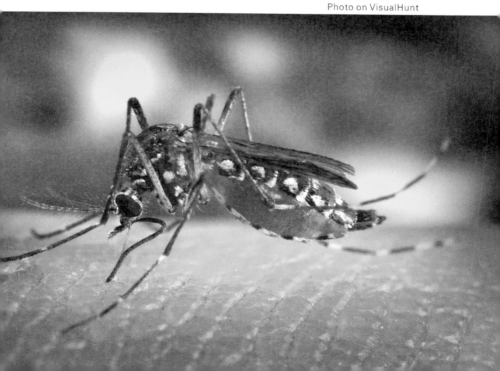

境条件来控制蚊虫。截至 2012 年 12 月,美国疾控中心一共报告了 5387 例临床患者,其中,2653 例表现出神经系统症状,243 例死亡。其中至少一半的患者出现在得克萨斯州。病毒会引起人类的病毒血症,人们在约 597 例献血者中检测到了西尼罗河病毒,虽然他们之前感觉良好,但其中约有 16% 的人出现了临床症状。2002 年,当人们发现 23 例西尼罗河病毒携带者的感染和输血有密切关联之后,那些被污染的血液就被废弃了,这就使得后来的情况较之前有所改善。

6.2 西尼罗河病毒是什么? 它已经存在很长时间了吗?

如果你是在 1999 年之前出生的,那么你可能对西尼罗河病毒没有任何童年记忆,因为这一年西尼罗河病毒感染第一次在纽约市得到确诊。这种疾病在美国的暴发十分突然,那一年,纽约的神经系统疾病发病率突然增加,同时伴有乌鸦等鸟类的大量死亡,纽约布朗克斯动物园的火烈鸟等珍禽也相继大量死亡。接下来的 5 年时间里,通过蚊子或者鸟类(尤其是美洲知更鸟、雀类、乌鸦和喜鹊)等病毒介体的传播,这种疾病在美国大陆扩散,西到加利福尼亚州,北到加拿大,南到墨西哥。

截至 2011 年,美国疾控中心共记录了约 3 万例患者,其中,那些出现明显临床症状的患者的死亡率高达约 4%。

事实上,这种可以对大脑和脑膜产生致命性的神经系统疾病或者由西尼罗河病毒引起的脑膜脑炎的发病率一般较低。大部分被携带病毒的蚊子叮咬过的人,其中约 84% 的有病毒血症的献血者只表现出亚临床或者轻微的流感样症状。1999年西尼罗河病毒可能是被一只在以色列或者俄罗斯南部携带了病毒的蚊子通过飞机带到美国的。除了那些被感染的但未表现出明显症状的旅客,病毒还可能是通过进口商品或是自由飞行的鸟类的血液传播的,尽管后者并没有在已知的迁徙途径中有记录。

在自然界,西尼罗河病毒并不单单依靠人类存活。人类和马被流行病学专家称为西尼罗河病毒的偶然宿主。有一种马类的疫苗,由于对其进行安全性测试的要求较低,使它成为便宜且容易开发的产品,一直被兽医使用。鸟类成为西尼罗河病毒入侵后最大的受害者。当病毒第一次到达加利福尼亚州,黄尾喜鹊种群便大量死去,而它们刚被当地的奥杜邦学会选为当年的州鸟。

6.3 西尼罗河病毒会感染鸟类、马类和人类，它也会在
蚊子之间繁殖和传播吗？

　　是的,西尼罗河病毒被称为虫媒病毒或节肢动物传播的病毒,这意味着病原体很大程度上会在各种温血脊椎动物的体内繁殖,同时它们也在蚊子的唾液腺中大量复制,除此之外大量病毒颗粒还在昆虫中不断聚积。其他虫媒病毒有着相同的生命周期,它们不存在性别区分,不像蚊子仅仅由雌性传播病毒。而高级脊椎动物——鸟类和哺乳动物体内的病毒在 6～10 天都会被免疫系统消灭,因此,这种病毒只可能在蜱或蚊子等节肢动物宿主中传播,直到宿主死亡后病毒传播才终止。

　　在英国,蜱传播的病毒能引起羊脊髓膜炎,这是一种羊和鸡所患的致命性的脑炎,这种蜱传播的病毒也和俄罗斯春夏季的脑炎以及中欧地区的脑炎密切相关。经过了一个漫长、艰难的冬天,在草地上享受野餐是一种真正的乐趣,但是蜱可能潜伏在周围,这对人们而言可能会是灾难。蜱传凯萨努森林病毒在印度每年感染 100～500 人,其导致的出血性疾病发病率为 2％～4％。在美国北部,波瓦生病毒已经被证实与 20 例已知

的临床患者相关。很显然，与蚊子携带的病毒相比，这种病毒更不可能成为大流行的罪魁祸首。当谈到病毒的洲际传播时，其实一个吸血蜱碰到一个亚临床感染的环球旅行者的可能性还是很低的！

以上所有的病毒，无论是通过蜱还是蚊媒进行传播，都可以进一步归为黄病毒属。其中有澳大利亚人非常熟悉的墨雷山谷脑炎病毒和昆津病毒，它们都与西尼罗河病毒密切相关。那些生活在亚太地区的人们应当接种疫苗以预防这些周期性

蜱

Photo on VisualHunt

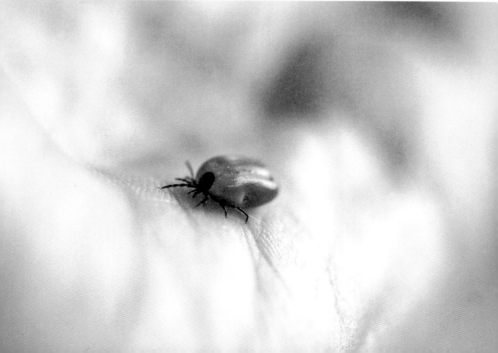

的虫媒病毒所导致的脑炎，其中还包括日本乙型脑炎病毒（Japanese B encephalitis virus，JEV），这种病毒大量存在于蚊子和猪类的整个生命周期中。

最令人担忧的是4种血清型的登革热病毒，它们仅在人类和昆虫体内进行复制，在非洲、西太平洋和东南亚、加勒比地区、美国南部地区引起登革热。登革热患者的骨头并没有真正地骨折，而只是有这种感觉。常见症状包括发热、肌肉痛、关节痛以及麻疹样皮疹。另一种表现是不太常见的登革出血热，这是刚从一种登革热病毒感染中痊愈后，又被不同血清型的登革热病毒感染后出现的疾病，在儿童中较常见，它会导致血小板计数低，血液和血清渗漏，并发展成所谓的登革休克综合征，而这些都是人类目前无法完全解释清楚的。虽然许多孩子因病夭折，但是由于流体重建疗法的应用，临床治疗效果较好，现在大部分患者都已痊愈。登革出血热患者也见于年轻的美国军人，因为他们长时间在疫区服役。虽然对于登革热的疫苗，人们已经研发了几十年，但目前仍然没有有效的疫苗来预防任何登革热病毒感染。

我们很少提到黄病毒（flavivirus）的起源病毒——原型黄热病毒。Flavi在拉丁文里是"黄色"的意思，除了发热和不适，患者的主要症状是黄疸。尽管人们在半个世纪前就针对这种疾病研发出了有效的疫苗,但这种疾病在非洲和南美部分地区仍是个问题。这些地区的人们常与野生动物生活在一起,由于贫穷以及缺乏正确有效的医疗措施,每年仍然会有约 20 万新发患者,其中有 3 万～4 万患者死亡,而大部分在西非。

6.4 黄热病毒到底是什么?

它主要经皮肤侵入人体,通过血液流经全身并破坏肝脏。黄热病以高热和流感样症状起病,皮肤和黏膜表现出明显的黄疸症状,并快速进展为出血。这是红细胞进入衰亡期后,生成血液胆红素导致的。"老"的红细胞被破坏后,含铁血红素配合物产生胆红素,它通常在肝脏中与葡糖醛酸结合,然后氧化,并在胆汁的作用下降解为粪胆素原和尿胆素原并回流,而这种生理过程被不断重复。小部分胆汁流入位于肝脏后面的胆囊,粪胆素使粪便呈褐色,同时有些胆素被吸收进入血液和尿液中,使尿液变成稻草黄色。黄疸(黄变)意味着血液中有过量的分解产物,可能是由病毒或者毒素诱导的肝细胞被破坏,或者是红细胞被大量破坏(如新生儿疟疾、溶血性疾病)导致的,还有一种解释是将胆红素的分解产物从胆囊转运到小肠的胆管引起阻塞导致的。

黄热病,又称"黄杰克"(yellow jack),从亚历山大大帝到拿破仑战争时期,它削弱了热带军队的战斗力,甚至让 19 世纪 80 年代初期费迪南德·德·雷赛布(Ferdinand de Lesseps)为在巴拿马地峡开凿运河所做的努力付之东流。1904 年,美国人接管了运河建设企业,并最终成功地控制了黄热病疫情。美国陆军医疗官沃尔特·里德(Walter Reed)证实,黄热病其实是由埃及伊蚊传播的[由古巴医生和科学家卡洛斯·芬利(Carlos Finlay)提出,见图 6.1]。里德(Reed)和威廉·戈加斯(William Gorgas)通过制定严格的管理制度消除蚊子繁殖的死水来源,或用煤油覆盖这些水面,以消除蚊子的幼虫"孑孓"的繁殖源头。同时,通过采取这些措施减少了另一种蚊媒感染导致的疾病,主要是疟原虫类疾病。

1882 年纽约和波士顿暴发黄热病之前,这种疾病就长时间活跃在美国南部。1878 年底,由于疾病的流行,在孟菲斯有超过 5000 人死亡,在新奥尔良有超过 4600 人死亡,在密西西比河流域至少有 2 万人死亡。即使是现在,美国南方城市依然延续使用着非常有效的控蚊方法——例如在较热的月份喷洒

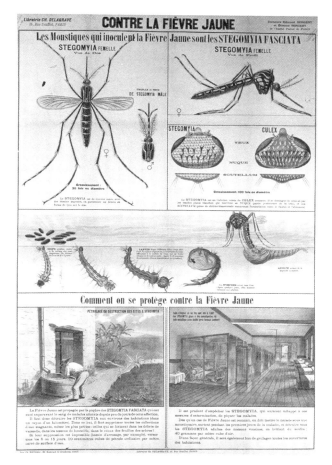

图 6.1　图中记载了当时人们主张使用蚊帐隔离蚊子，在打开水桶前需要在水中浇煤油来杀灭蚊子幼虫。这幅图可能是在 1907 年，由巴黎巴斯德研究所的埃德蒙博士（Dr. Edmond）和艾蒂安中士（Étienne Sergent）捐赠给美国国家医学图书馆的。（本图来自美国国家医学图书馆的历史图像档案）

某些药水对环境进行消毒杀菌。或许是之前得克萨斯州的虫媒病原体的影响并不严重,因此直到 2012 年西尼罗河病毒感染再次暴发,美国的许多城市才开始采取这些措施。

我们有黄热病疫苗,它是由南非裔科学家马克斯·泰勒(Max Theiler)在 20 世纪 30 年代于纽约的洛克菲勒大学研发的,这是一种非常有效的 17D 黄热病疫苗。他因此获得了 1951 年的诺贝尔生理学或医学奖,他也是第一个因研制疫苗而获奖的人。当然随后约翰·恩德斯(John Enders),汤姆·韦勒(Tom Weller),弗雷德·罗宾斯(Fred Robbins)(1954),巴鲁克·布卢姆伯格(Baruch Blumberg)(1976),哈拉尔德·祖尔·豪森(Harald zur Hausen)(2008)也因对基础科学的研究最终推动了抗脊髓灰质炎疫苗、乙肝病毒疫苗和人乳头瘤病毒疫苗的研制而分别获奖。

6.5 我们对虫媒病毒的全球流行了解多少?

这件事情说来话长,我们很难了解所有的细节。美国西尼罗河病毒的故事告诉我们,这种病毒确实发生了洲际传播。正如世界卫生组织所总结的那样,在 1970 年前只有 9 个国家发生过严重的登革热疫情，但这种疾病现在已在非洲、美洲、东地中海、东南亚地区和西太平洋地区的 100 多个国家中流行，这听起来像是使用喷气式飞机转移了那些受感染的人一样。在拥有大规模的空中交通之前，黄热病显然已经在非洲和美洲开始流行，而在印度尼西亚群岛并没有流行起来，例如，在 16 世纪黄热病可能是通过船只运送携带黄热病毒的奴隶而传播到美洲的。另外，任何虫媒病毒的南北分布取决于特定蚊类的地理分布。

近年比较引人注目的甲病毒是另一种由蚊子所传播的虫媒病毒。美国人可能很熟悉东方马脑炎病毒和西方马脑炎病毒，但这并不是目前我们关注甲病毒的原因所在。目前我们关注的重点是甲病毒的亚类引起的综合征，即多发性关节炎并伴有皮疹。这些病毒包括澳大利亚的罗斯河病毒以及非洲的奇昆古尼亚病毒，它们目前都有全球流行趋势。

临床上于 1953 年在坦桑尼亚首次分离出奇昆古尼亚（Chikungunya）病毒，这种病毒自 18 世纪以来给人类带来了深重的苦难。奇昆古尼亚在马孔达语中的意思是"弯曲的东西"，这让人们对患者的痛苦有一点了解。这种病毒存在于人类和其他灵长类动物体内，现在在泰国、印度尼西亚、马来西亚流行,并于 2007 年在意大利北部造成了超过 200 人的感染,虽然当时情况并不严重。目前大量的工作都集中在研制有效的人类疫苗。尽管两个最主要的蚊虫介主——埃及伊蚊和白纹伊蚊都分布在美国北部的较小范围,但奇昆古尼亚病毒的传播范围肯定达到了我们在第 2 章讨论过的世界卫生组织关于流感大流行的警戒标准。

6.6　蚊子和蜱真的有"针"吗?

事实上,两者的口器是由多个部分构成的,包括上颚和下颚。这使我们联想起人类的下颚骨,尽管那些没有骨骼的节肢动物的强大的类骨骼结构是由坚韧的几丁质构成的。蚊子成对的上颚和下颚形成口针,它们的唾液中不仅含有病毒,还含有溶组织酶和抗凝蛋白(能够破坏我们坚韧的皮肤屏障),使得它们能以我们的血液为食。蜱的唇瓣与蚊子类似,呈多叉状结构,并在一种特殊的胶水样物质的帮助下能够紧密地吸附在生物表面。

这就是为什么在除蜱时,最好使用镊子或类似的工具轻轻地撬掉其口器而不要硬拔。然后把蜱先装进塑料袋里,再放进冰箱。如果你发热,可去医院进行检测,医院的工作人员可利用匀浆器碾碎蜱(由实验室技术人员在实验室操作),并检测可能的病原体。尤其在美国,你要密切注意在接下来的 1 个月或更久时间内是否出现了伯氏疏螺旋体引起的皮疹,因为伯氏疏螺旋体常常是莱姆病的病因。除了南极洲以外,每个大陆板块都存在这种感染,尽管在澳大利亚,没有确凿的证据表明也存在这种感染,我们仍然认为也是有流行的可能的。人们在感染由蜱传播的巴贝虫病后也会出现溶血性贫血,尤其是切除了脾脏的人。蜱也可能携带细菌,包括微粒孢子以及埃立克体,会引起人类类似发热和身体不适的症状,而所有这些疾病都可以用抗生素来治疗。

6.7 经介体传播的病毒是否具有导致像流感大流行那样的风险?

虽然没有足够的证据表明某种虫媒病毒会像甲型 H_1N_1 流感病毒那样迅速蔓延并导致全球大流行,但过去 40 多年登革热流行的经验告诉我们,它们确实在传播。很显然,这种病原体的分布总会受它们的生存宿主所处地理位置的限制,比如人类登革热病毒、鸟类西尼罗河病毒,以及经节肢动物介体传播的病毒等有地理分布上的差异。即便如此,生活在温带地区的人们也不应该放松警惕。黄热病和疟疾袭击了遥远的北方,如 18 世纪和 19 世纪的圣劳伦斯河,以及 2012 年在美国缅因州、明尼苏达州和加拿大魁北克省、安大略省都出现了西尼罗河病毒脑炎患者。

检疫部门会检测任何可能的蜱的宿主,包括进口牲畜、赛马、鸟类或者其他哺乳动物等,因为蜱能通过它们穿越海洋引发流行。即便如此,在新的地点蜱要找到合适的宿主还是很难的。当然,对任何蚊媒病原体来说,找到合适宿主的可能性更大一点,就像西尼罗河病毒入侵美国那样。在过去的几年中,美国疾控中心记录了存在于一只鸟或者蚊子的生命周期内的西尼罗河病毒在全国流行的情况。该情况和发生在澳大利亚的罗斯河病毒(虽然我们不知道它的宿主)一样,这两种病毒感染现在仍然在这两个大陆地区流行。

和我们祖先生活的时代类似,奇昆古尼亚病毒进入了欧洲南部和印度洋沿岸各地直到东南亚。虽然罗斯河病毒和巴马森林病毒引起的症状很相似,但它还没有传播到澳大利亚。在澳大利亚,当奇昆古尼亚病毒和日本脑炎病毒找到适当的蚊虫介体后，我们在热带偶尔也能发现日本脑炎病毒感染者。我们担心的是全球变暖将导致这些蚊媒病毒从赤道迁移到较高纬度地区，就像疟疾一样。

我们通过 2012 年的西尼罗河病毒感染疫情来举例说明，由蚊媒病毒所造成的损害，可以通过向环境喷洒杀虫剂来控制，但是这会增加城市或国家的预算，特别是在那些受感染的可能性较小的地区，一般都不会预留应急资金。同时由于廉价的杀虫剂滴滴涕对环境破坏较大，特别是会对鸟类的蛋壳造成

蚊虫媒介会传播病毒
Photo by Егор Камелев on Unsplash

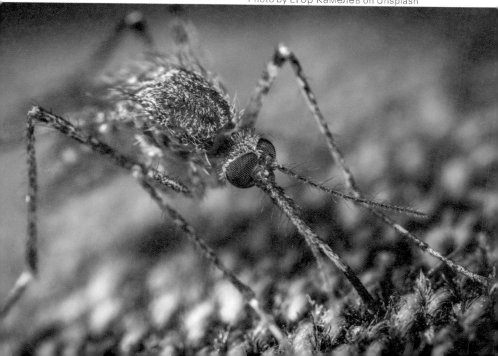

破坏而被禁用,在较贫穷的国家实施喷洒的成本也增高了。这就是全球每年仍有约 50 万名儿童死于疟疾的原因之一,然而用滴滴涕喷洒房屋和浸泡蚊帐被证明是有效的。对虫媒病毒(虽然不是疟疾),如果我们有足够的经济和医疗条件,研发出合适的人类疫苗应该是一个相对简单的任务。我们已经开始生产抵抗虫媒病毒(如黄热病毒和日本脑炎病毒)的相关产品,兽医也开始使用疫苗来保护受到西尼罗河病毒和东西部甲病毒威胁的珍稀马类。

7 单宿主人类病原体

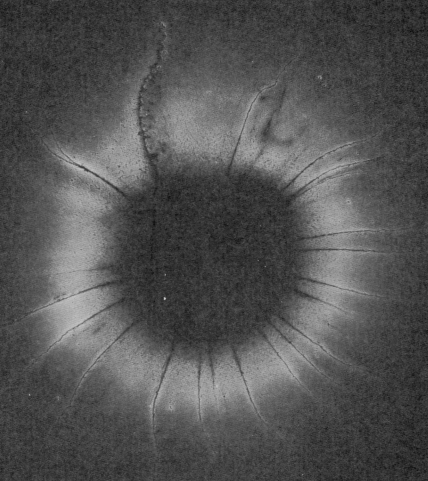

7.1 在人群中已经开始广泛传播的感染可能会导致大流行吗？

正如前面所讨论的，这确实是一个专业性问题。一方面，甲型 H_1N_1 流感病毒是由于病毒的基因和人类或者鸟类的基因发生重组以后出现的，这种病毒被称为大流行病毒株。另一方面，由于甲型 H_1N_1 流感病毒的变异，也极有可能导致一个新的全球性的"季节性"流感大流行。这两者间的区别在公共卫生的角度上是可以理解的，一种新的大流行很可能就是因为新型病毒的独特性和不可预测性。即便如此，研究诺如病毒变异情况和季节性流感的人员面临同样的情况，即是否会出现新的大流行毒株。

7.2 诺如病毒是什么？

假设在轮船上每个人都出现了呕吐和腹泻症状，即使是一艘航行平稳的巨轮，在这种情况下可能也没有一个人愿意继续待在上面。我们通常不把诺如病毒当作大流行病毒的原因是：

虽然它引起的疾病可能让人们出现短暂的不适,但很少是致命的。诺如病毒可以发生医院内传播,也可以在任何有大量人群聚集的地方传播。

诺如病毒来自俄亥俄州首次暴发这种病毒的诺瓦克市。诺如病毒是美国目前已知的超过 70％ 的肠胃炎(肠胃型流感)的首要病因,并且有大约 40 种不同的类型,其中 GII. 4 毒株的突变是最快的。研究诺如病毒的相关人员认为在过去的约 15 年间,全球发生过 5 次 GII. 4 毒株大流行,都造成了大量的旷

诺如病毒的3D模型

Photo by CDC Jessica A. Allen, Illustrated by Alissa Eckert, MS on Wikimedia Commons

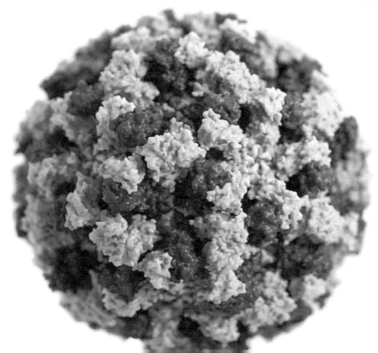

工和经济损失。按照世界卫生组织的流感传播标准,它们肯定是可以被称为大流行或"季节性流行"的病原体,但是公众并不认为这种病毒的大流行会造成多么严重的后果。

然而我们也担心诺如病毒迅速发生突变,从而具有更大的毒性。该病毒属于萼状病毒家族。幸运的是,萼状病毒具有很强的物种特异性,研究人员曾对其进行过广泛测试,以确保它不会感染本土野生动物。即便如此,这些病毒依然有令人难以置信的传染性。随着抗病毒疗法的发展,控制 GII. 4 毒株复制的要求看起来十分迫切,现在能够控制诺如病毒的药物还是很有市场的,至少在旅游业是这样的。

7.3 诺如病毒是引起病毒性腹泻的最大隐患吗?

当然不是,特别是当它涉及婴幼儿时。各种轮状病毒株在全球流行,它们是肠道感染(如婴幼儿恶性腹泻)的常见病因。这种病最大的危害是脱水,每年在发展中国家因为轮状病毒感染而死亡的婴幼儿大约有 45 万。不过,随着口服补液产品(简单、有效和便宜的)的推广使用,目前死亡率已大大降低。由于剧烈腹泻等肠道疾病会引起小儿肠套叠等严重的后果,世界卫生组织将轮状病毒减毒活疫苗（如同脊髓灰质炎减毒活疫苗）纳入儿童常规免疫接种计划。

7.4 什么是肠套叠？

当一段肠子以嵌入的方式进入另一段肠子时，引起胃肠道阻塞，这就是肠套叠。在非常年幼的孩子中这种情况并不少见，最初的轮状病毒疫苗的使用似乎与肠套叠发病率的增加相关。

7.5 有其他方式来对抗这些病毒感染吗？

预防肠道感染的最好的方法是实行严格的手部卫生管理，这也是一种常识。另一个好习惯是尽量减少手和脸、手和鼻子，以及手和眼睛的接触。用酒精擦拭和使用清洁剂可能对诺如病毒并不是很有效，因为诺如病毒外壳缺乏脂类，这些化学物质对它的破坏有限。

在被感染后，最重要的事情（除了看医生）是防止脱水，我们一定要补充足够的水分。总之，尽可能多喝水，如果可以的话,在水中添加适量"生理盐"(见最后 1 章),以保持体内的水-电解质平衡。这对幼儿和老年人来说特别重要。一个简单的脱水试验是捏一下前臂后面的皮肤,看看是否有弹性,如果皮肤形成一个"小帐篷",说明脱水严重。当你感觉不错时做一做这个小测试来测量你的正常"基线",特别是在准备乘坐飞机去那些高海拔地区时,这可以避免在高海拔时因为过量饮酒而引起体内严重脱水。即使你做了预防措施,也可能会有意料之外的状况发生。如果你在某些发展中国家旅游时,出现了严重的

喝水

胃肠道感染症状,如腹泻、发热、头痛,也许还伴有皮肤出现玫瑰色斑点等现象,这可能是霍乱或伤寒导致的,你需要立即使用抗生素来治疗。

7.6　除了出血性疾病外,霍乱和伤寒是引起皮肤斑点的主要原因吗?

不是的,特别是当我们谈论儿童的时候。有许多与发热相关的儿童皮疹或者出疹性疾病,有地方性特征且并不一定引起大流行。细菌感染,如猩红热和葡萄球菌烫伤样皮肤综合征(staphylococcal scalded skin syndrome, SSSS)用抗生素很容易治愈。麻腮风三联疫苗的"R"成分可以预防风疹(德国麻疹)。我们还有一种水痘疫苗(应对水痘、带状疱疹),可以被身体(包括皮肤)的淋巴和血液吸收,产生作用。这种带状疱疹病毒"潜伏"在脊髓的背根神经节,随着年龄的增长,当人体的免疫力低下时,它就开始致病,如中老年人的带状疱疹,并引起令人痛苦的症状。一般来说,儿童如果被病毒感染,早期的症状是轻微的,如红斑(细小病毒 B19)和玫瑰疹(人类疱疹病毒 6型和 7 型)。而细小病毒 B19 可以使小孩子的脸像被掌掴了一样红,但如果它经胎盘传播,就可能对胎儿发育产生严重的影响。

7.7 我们还需要担心麻疹吗?

像小儿麻痹症一样,麻疹也是我们能够治愈的疾病,因为它的病毒基因稳定,并仅感染人类。值得我们关注的是,这种病毒很容易传播。另一个问题是在发达国家,许多父母拒绝让他们的孩子接种这种常见的传染病疫苗。因此,我们时常会看到疫情在学校暴发。例如,如果一个未接种疫苗的青少年与他的父母在一个发展中国家度假时感染了该病毒并把这种病毒带回家,就容易引起大流行。当然,也有在欧洲患病的孩子重新将这种疾病带到发展中国家的情况发生,在那里(发展中国家)就可能需要开展大规模的消除麻疹的行动。

麻疹病毒极具感染性且毒力较强,尤其是在人体营养不良和免疫功能低下时,如那些正在接受癌症治疗的人或未经治疗的 HIV 感染者,它可能是致命的。和脊髓灰质炎病毒一样,麻疹病毒可以通过鼻子或嘴进入人体,最初附着在上呼吸道黏膜的上皮和口咽部。麻疹减毒活疫苗在患者体内不会进一步扩散,但高毒力的麻疹病毒会引起病毒血症。当病毒进入血液时,皮肤会出现典型的科氏斑(Koplik spot)。这种急性期反应通常在1~2周停止,一旦特异性免疫启动,病毒被清除,患者很快就会康复。

比较危险的是病毒血症期,病原体会侵入患者的中耳、肺、肾和大脑等部位。约1‰的感染者会进一步发展成致命的脑炎,而且有长期后遗症。在一些身体虚弱的儿童中,麻疹或百日咳常常会导致支气管扩张。另一个危险的后果是罕见的神经系统疾病——亚急性硬化性全脑炎(subacute sclerosing panencephalitis,SSPE)。在这种情况下,麻疹病毒"潜伏"在大脑中,患者可能在数年后才再度发病。典型的例子就是一个快乐而活跃的少年会突然昏迷并死亡。传染病学专家曾乐观地认为新兴的流行病学证据表明麻疹疫苗的使用将会使亚急性硬化性全脑炎成为历史,但如果父母不给他们的孩子接种麻疹疫苗,麻疹疫苗就起不到任何作用了。

7.8 还有其他类型的胃肠道感染吗?

事实上,数量如此之多,以至于我们不可能列举出每一种病毒。例如目前已有一系列的肠道病毒和腺病毒可能导致胃肠道、呼吸道、肾脏甚至脑部的感染。但有一种病原体可以通过胃肠道进入人体并引起严重的疾病，它就是甲型肝炎病毒。甲型肝炎病毒在恶劣的卫生条件下进行传播，比如我们食用了在有污水排入的河口地区生长的未煮熟的牡蛎就有可能会被感染。海洋滤食性动物用它们的鳃吸入大量的海水，如牡蛎就是通过这种方式从环境中聚集大量甲型肝炎病毒到体内的。

牡蛎
Photo by Tommaso Cantelli on Unsplash

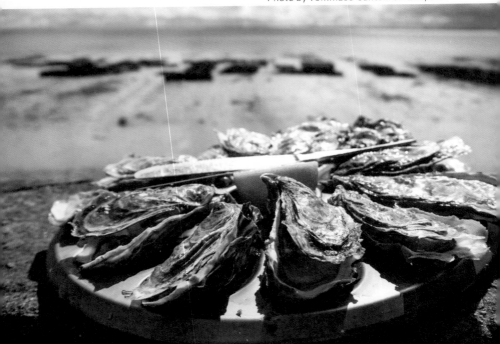

7.9　有没有效果更好的肝炎疫苗?

可以说有,也可以说没有。一方面,我们确实有有效的疫苗来预防甲型、乙型、丁型和戊型肝炎,但我们目前仍没有有效的针对丙肝病毒的疫苗。这些不同的肝炎病毒仅在造成肝脏不同程度和持续的病理变化时是相关的。这几种病毒是根据被发现的先后顺序来命名的。

特别是在发展中国家,甲型肝炎虽然分布广泛,但它通常是一种自限性疾病,很少会发展为慢性疾病。乙肝疫苗能预防乙肝,并有不错的效果。甲型肝炎和乙型肝炎常常在发展中国家流行。对那些爱冒险的旅行者而言,尤其是那些对性行为持开放态度的人,接种乙肝疫苗是明智的预防措施。因为甲肝病毒非常容易通过消化道传播,且无论人们的个人卫生习惯有多好,都有可能接触到其他的污染物,所以甲肝疫苗是所有到异国旅游的游客们必须接种的。感染甲型肝炎会让你的假期变得很糟糕,虽然你在得了甲型肝炎后可能很快就能恢复过来。

甲肝、戊肝病毒等引起自限性疾病的病毒,可以通过适应性免疫反应而得到有效的控制,这也预示着甲肝疫苗、戊肝疫苗未来的发展趋势。戊肝病毒与我们在这里讨论的其他肝炎病毒所不同的是,它是由猪携带的。与甲肝病毒通过粪—口途径传播一样,戊肝病毒感染人后,可以在短时间内使人变得虚弱,死亡率达 1％～2％,在老年人中增加到 5％以上。育龄妇女是戊肝疫苗的主要接种对象,因为这种病毒在妊娠中晚期感染时可导致流产或胎儿(偶尔是孕妇)的死亡。

目前还没有预防丙肝病毒的疫苗。和黄热病毒一样,丙肝病毒属于黄病毒科,不过它不是通过蚊子的口器传播,而通常是通过皮下注射器传播。与遗传稳定且由节肢动物传播的黄热病毒不同的是,丙肝病毒像 HIV 一样,在感染者体内通过选择性变异从而达到免疫逃逸,并持续存在于人体内。丙肝病毒和虫媒黄热病毒的差异就反映在这一方面,但它们都需要先在血液中达到较高的浓度,随后丙肝病毒通过被污染的注射器针头传染给其他人。另一方面,由于丙肝病毒在外界存活时间短,在脊椎动物(鸟类、猪类、人类)和节肢动物(蚊子或蜱)体内复制并发生变异的可能性不大。

7.10 乙肝病毒和丙肝病毒是最危险的两种肝炎病毒吗?

是的,这里有一个关于乙型肝炎的悲伤故事,不过从另一个角度来看,这个故事展示了如何用现代科学技术来保护人类。1942 年,美军无意中给数千名士兵注入了一批含有被尚未发现的乙肝病毒污染的黄热病疫苗。最终的结果是很多人发病,并对许多退伍军人的健康造成了长久的影响。

到 20 世纪 70 年代,人们已经开始对血液中的乙肝病毒进行筛检,但医生们仍然观察到与输血和血液制品如凝血因子等管理有关(对血友病患者而言)的肝脏疾病(当时称为"非甲非乙型肝炎")发病率较高。20 世纪 80 年代,人类发现了丙型肝炎,很多美国人是由于输入被污染的血液而感染了丙型肝炎。此后,在美国很多人由于共用针头注射毒品,导致丙肝病毒持续传播。对于乙肝病毒来说也是如此,虽然乙肝病毒还可以通过性行为来传播。丙肝病毒也同样可能通过这样的途径传播,只是不太常见罢了。

当还没有丙肝疫苗的时候,在美国,每年丙肝病毒新增感染约 1.8 万人,有 270 万~390 万人是病毒携带者(慢性感染),约 1.2 万人死于肝功能衰竭。全世界至少有 1.8 亿人被丙肝病毒感染,因为在早期的疫苗接种活动中针头是被重复使用的,其中埃及的感染人数特别多。25%～35%的感染者为持续性的病毒感染,并由此导致慢性肝炎。

多年来,一些人已经通过长期使用聚乙二醇 1 型干扰素和抗病毒药物利巴韦林来治疗丙型肝炎(持续近 1 年之久),但这是非常昂贵的,这种疗法并不能推广使用。所以治疗丙型肝炎的希望被寄托在新开发的药物上,其中有 2 种新型药物被美国食品药品监督管理局批准用于人类。考虑到丙肝病毒只通过注射器传播,是否可以通过控制该途径来消除这种病毒传播?比如通过智能管理和疫苗接种相结合的手段,这将是人类最重要的事情。迄今为止,天花是唯一一种通过人力与疫苗的作用而得以消灭的传染病。

7.11　为何慢性肝炎如此危险?

肝脏被病毒感染可导致癌症或终末期的肝衰竭。肝脏被病毒感染后,宿主由于免疫应答机制一直试图清除这些病毒,结果导致各种白细胞(如免疫 T 细胞、巨噬细胞等)大量持续存在于肝脏组织中,并分泌多种细胞因子和趋化因子,引起慢性炎症。持续感染的病毒和免疫细胞之间相互作用,其中那些功能性的肝细胞将会被结缔组织取代,最终导致肝脏损伤、硬化,功能逐渐失调。

这种持续的病理状态会使肝脏试图通过肝细胞的增殖来补偿被硬化的肝组织。每一次细胞分裂都存在着突变的可能性,特别是在这样不利的生理条件下,正常细胞就可能突变成癌细胞,最终发展成肝细胞肝癌(hepatocellular carcinoma,HCC)。肝癌患者常在被确诊后一年内死亡。肝癌问题在乙肝感染率高的国家最为严重。自 20 世纪 80 年代开始已有各种剂型的乙肝疫苗可以使用了,这是第一种有效的人类抗癌疫苗。而现在持续的丙肝病毒感染也成为一个主要的肝癌危险因素。肝癌目前在美国是导致肝移植的主要原因。

尽管在大多数情况下肝癌都是与病毒相关的,但是过量饮酒也会导致肝硬化和肝癌。饮酒对那些患有慢性乙型肝炎或丙型肝炎的人来说是一件十分可怕的事情,但乙醇(俗称酒精)对乙肝病毒携带者来说并不是唯一的癌症诱导因子。持续的高危行为也会导致丁肝病毒的感染,这种被称为"亚病毒"的丁肝病毒一般只在乙型肝炎患者的体内繁殖。这种观点起源于一种称为类病毒的植物病毒，丁肝病毒将使用一些乙肝病毒蛋白作为它的"外衣"。而对于乙型肝炎患者来说，合并感染丁肝病毒将会使其变成更为严重的肝炎患者，故乙肝病毒携带者往往会发展成慢性肝硬化或肝癌患者。

7.12　输血安全吗？

是的，如果你生活在一个拥有着高质量医疗服务体系的社会里，这是毋庸置疑的。你可以肯定的是，血液提供方会检查血液中是否存在乙肝病毒、丙肝病毒、HIV 等，以及其他任何可能存在于血液循环中的有害物质（如美国的西尼罗河病毒）。在英国由于接受输血而导致感染 HIV 的风险估计为 500 万分之一，这在统计上几乎可以认为没有风险，而横穿马路都比这个危险。虽然在英国没有哪个医疗程序是完全没有风险的，但输血是比较安全的。此外，对献血者的健康状况进行检查，也会进一步减少受血者血液中存在的可能致病的物质。

在外科手术或有突发外伤的情况时，我们应该十分关注血液供应的充足性问题，而美国国立卫生研究院（National Institutes of Health，NIH）建议输血只能作为最后的手段。通常可以用工业化生产的血浆扩容剂来稳定患者的病情，紧急情况下，也可以将患者快速空运到先进的医疗中心进行救治。比如对于石油和天然气工人来说，由于工作的地方偏远、医疗条件差，他们随时有生命危险，这种状况就符合上述的紧急情况。除了那些精英们，或者是从事最危险行业的人，其他普通人比如我们在旅行时，不可能随身携带与自己血型匹配的清洁的备用血浆。而目前的研究也是致力于开发血液的替代品，以降低成本，提高安全性和可用性。

即使接触或输入了被污染的血液，发生各种肝炎病毒感染的可能性还是有很大差别的，其中感染乙肝病毒的概率约为30％，丙肝病毒约为 3％，HIV 约为 0.3％。劝阻正在打架的人或在机动车事故中被血液溅到是不大可能引起感染的。如果发生了这种情况，戴上眼镜和手套还是很有必要的；如果不知道患者的健康状况，那么我们还是得用肥皂和水（或消毒剂）洗掉接触到的血液，然后就医。尽管很早之前人们并没有这样做，但如今我们都习惯了这些，比如我们的牙医在医治患者时都会戴手套和防护面具。

7.13 这些单宿主人型病原体可能引起大流行吗?

是的,变异的诺如病毒就有可能引起经常性的大流行,因为它符合了人类目前对疾病全球大流行的定义。然而,由于这种病毒造成的影响短暂且不会带来后遗症,我们一般都不太担心这种病毒。脊髓灰质炎病毒和麻疹病毒的传染性极强,如果我们把疫苗的接种率提高到足以阻止病毒传播并达到"群体免

用肥皂洗手
Photo on VisualHunt

疫"的水平,例如 $80\% \sim 90\%$,那么人们受到感染的风险就会很低,但那些未接种疫苗的人将会变得十分易感。这就是为什么在儿童中保持高水平的疫苗接种率是非常重要的。

对于各种肝炎病毒而言,更可能出现疫情暴发,而不是流行或大流行。即便如此,特别是由血液传播或性传播的疾病,当感染发生在局部地区时,它只集中在一小部分或较大部分特定人群身上。但是如果疾病暴发在苏联解体之后,当地血液供应的安全性会受到社会动荡或资金链断裂的影响,像丙型肝炎等疾病可能会迅速成为一个严重的问题,特别是对于那些高危人群(如血友病患者)来说。总之,虽然肝炎病毒可能不会造成大流行,但是它们却时刻威胁着人类的健康,还是需要我们时刻关注。

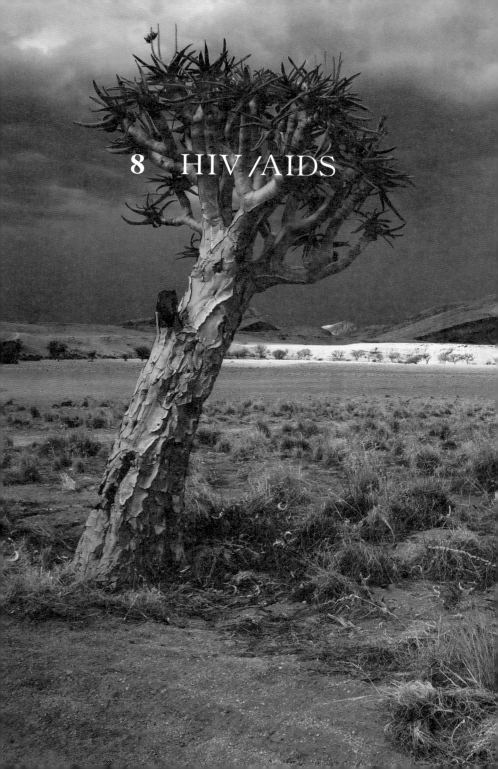

8　HIV /AIDS

8.1 HIV 仍是关注的热点吗？

这很大程度上取决于我们生活在哪里、生存质量如何。HIV 的现状有点像前面讨论的丙型肝炎病毒，HIV 活跃于地球上的每一个国家，绝大多数(99.5%)的人未受到感染，但在撒哈拉以南非洲的一些地区，这个数据降至 80% 以下。AIDS 是感染 HIV 的最终结果，在服务可及并负担得起防控 AIDS 费用的地区，大多数被感染的患者最终也能像正常人一样活动和生活，从这种意义上来讲，HIV 没有一般病毒的传染范围那么广泛，但是感染者往往必须服用大量药物。他们在生病期间，患致命性的心血管疾病的风险极大，还有些逐渐出现奇异的脂肪营养不良(脂肪分布异常)。

毫无疑问，目前最好的控制 AIDS 的方式就是采取一切预防措施避免被感染。特别是对于生活在发展中国家的人们来说，只有不到 25% 的 HIV 携带者能够获得药物治疗，而且受财政状况限制，对各种援助项目而言，就连为这不到 25% 的 HIV 携带者提供持续的药物供给都是一个挑战。令人遗憾的是，目前能获得药物治疗的人数已经出现了下降趋势。各国政府提供的资源和全球抗击艾滋病、结核病和疟疾基金会(the Global Fund to Fight AIDS, Tuberculosis and Malaria)的基金资助比例也有所下降。不过,还有强大的社会力量的支持,比如在 2012 年 1 月的世界经济论坛(World Economic Forum)上,比尔·盖茨给该基金会捐赠了 7.5 亿美元。

事实上,如果美国人想在这段困难时期找一个自我感觉良好的理由,他们很可能会想到他们的同胞和政府为防治这些可怕的疾病所给予的支持。2008 年小布什(George W. Bush)在执政期间,通过美国总统防治艾滋病紧急救援计划做出了非常重要的贡献。美国纳税人还应想到,美国国立卫生研究院和美国疾控中心为全世界人民的健康所做的那些工作。鉴于这些疾病是全球性问题,这些工作也起到了一定的防御作用。

8.2　AIDS 可以被认为是一种流行病吗?

是的,大多数人都是这么想的,HIV 在除了南极洲以外的大陆上都被发现过,且至今它还在持续蔓延。例如,在 2010 年就有 35 万~45 万名无辜儿童感染了 HIV,而同年因 AIDS 死亡的人数达到了 160 万～190 万。也许对 AIDS 最恰当的描述应该是持续性或慢性流行病,但我不能确定这个说法能否被所有的流行病学专家认可。

8.3 目前 AIDS 的流行状况有所改善吗?

回答是肯定的。在受感染较严重的发展中国家,AIDS 感染率正在下降。1981 年我们就知道了 AIDS,但到 1983 年,这种致命性的慢性消耗性疾病的致病病毒才被发现。在此期间,有超过 3000 万人死亡,而另外还有 3400 万人携带 HIV。令人欣慰的是,每年的新发患者数都有所下降,从 1996 年的 350 万到 2009 年的 260 万,这一迹象反映了政府对艾滋病的认知、态度和行为的转变。例如在早年间的南非,高层官员并不承认 HIV 是 AIDS 的病原体,而现在接受了这个无可置疑的事实,因此进行了适当的宣传,并采用了更好的预防措施和治疗方法。在此之前官方一直受到某些"资深科学家"的错误引导,而这种错误的认知又被权威媒体记者不负责任地宣传。

从 AIDS 大流行一开始,我们就借鉴了如塞内加尔等国的经验,在那里所有的领导团体共同采用有效的保护措施,推进对 AIDS 的防治,这比总是拒绝面对现实要好得多。比如在澳大利亚,有一个非常有名的电视广告,一个穿着黑色长袍的骷髅骨架"死神"像扔保龄球一样"全垒"击中了各年龄段所有类型的人。虽然有一点儿夸张,但广告上的描述在事实上是很中肯的,这种夸张的描述有着强烈的效果,它能够吸引每个人的关注,还能指导同性恋人群(高危人群)采取相关的措施来预防 AIDS 的传播。加之资深的医疗专家如当时澳大利亚的卫生

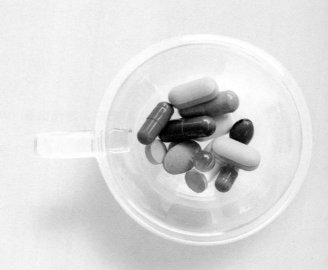

多种药物
Photo by Adam Nieścioruk on Unsplash

部部长尼尔·布卢伊特 (Neal Blewett, 1983—1987 年) 的支持, 以及独立的医疗机构, 如诊所的存在, 使人们能够控制疾病在易感人群中的传播, 关键是要在高危人群中推广使用安全套和卫生针具。

在美国, 由于保守派的反对, 这些简便直观方法的应用被持续限制, 以至于每年 AIDS 的新发患者数 (每年 3.5 万例到 4 万例) 仍高于它应有的水平。我们得到的教训是, 当面对正在扩散的传染病时, 国家应当根据实际情况制定相关政策和采取相应的公共卫生措施。值得庆幸的是, 人们在防治 AIDS 的过程中遇到的困难, 包括阻止性传播、血液传播和共用针头等, 还没有像阻止能够引起大流行的呼吸系统疾病时遇到的感染那么大。呼吸系统疾病流行时, 我们每个人都避免不了要呼吸, 因此都可能会被感染。而 AIDS 并不能通过呼吸道传播。

8.4　HIV 到底从何而来，为什么在 1981 年之前我们从未发现过 AIDS?

通过比阿特丽斯·哈恩 (Beatrice Hahn) 和其在阿拉巴马大学的同事们进行的关于 HIV 的序列分析, 我们已经明确了

HIV-1 病毒(主要是 M 组的)的"祖先"是非洲中部的黑猩猩所感染的猿猴免疫缺陷病毒(SIV)。最初,HIV-1 病毒被认为是一种温和的、能隐性感染黑猩猩的病毒,尽管它对我们的近亲黑猩猩来说可能是致命的。其他更不常见的 HIV-1 病毒似乎源自低地大猩猩。到目前为止,HIV-2 病毒仅存在于非洲,是乌白眉猴所感染的病毒。

这些病毒是如何从黑猩猩、大猩猩和猴子传播到人类身上的呢? 有一种可能性是:随着皮下注射器和针头的普及,"传统"治疗师将地面的灵长类动物血液或细胞直接注入人类体内。这种治疗并不是在非洲才有,只不过其他地方没有选用猴子而是将羊作为首选动物原材料,例如瑞士羊胚胎活细胞疗养中心采用的活细胞疗法。这样的治疗不仅没有科学依据,还导致了原型朊病毒疾病——羊瘙痒病(症)的出现,我们要避免这种情况的发生。"疯牛病"的暴发,从侧面说明类似的朊病毒的转移是导致人群中急性发作性疾病克-雅脑病(Creutzfeldt-Jakob disease,CJD)的原因。

目前较普遍的说法是:HIV 跨界传染给人类,是由于人类食用野生动物时这些病毒从动物传染给了人。随着人口规模的增大,饥饿已经成为一种无处不在的威胁,将野生灵长类动物作为食物,这种行为变得更加普遍。很可能是人们在猎杀黑猩猩、大猩猩或者乌白眉猴的时候不小心伤到了自己的手并造成了流血的开放性创口,因此受到了一种或其他 HIV 变种的感染。目前流行病学统计资料显示,性传播一直是 HIV 的主要传播途径。也有一些激进的观点认为,在我们认识 HIV 和 AIDS 之前,HIV 就已经通过早期免疫接种行为广泛传播了,但通过进行回顾性分析,人们发现没有任何证据能支持该观点。

8.5 AIDS 最先活跃于非洲吗?

有这种可能,但一开始并不严重。那个时候这种疾病的发病率很低,某些患者可能是被误诊了,因为人们认为患者是被细菌感染了,可采用抗生素来消灭这种疾病。可能早在它成为国际医学界和科学界的关注点前,偏远地区就偶尔会暴发 AIDS 疫情。例如,回顾 1918—1919 年的流感大流行,我们发现在许多被一个或者多个欧洲殖民力量统治的孤立社区,人们并没有好好保存当时的死亡率记录。

AIDS 临床表现为消耗性疾病,患者最终的死亡通常是由其他感染造成的。例如,在非洲偏远的村庄,HIV 感染很大程度上可能被归因于其他病原体感染或营养不良,真实的病因很容易被忽视。直到 20 世纪 70 年代,美国国家癌症研究所(National Cancer Institute)的罗伯特·加洛(Robert Gallo)通过使用淋巴细胞培养技术实现了对 HIV 的初步分离。

在 1958—1959 年,非洲出现了一些 AIDS 患者。其中有一个名叫罗伯特的非洲裔美国少年,他于 1969 年死于 AIDS 感染,科学家们在他死后从其冰冻组织中提取到了 HIV。同时可以明确的是,在整个 20 世纪 70 年代,欧洲也有几名患者死于 AIDS。根据利用分子考古学知识对 HIV-1 的序列分析,人们发现 HIV 侵入人类应该在 1915 年到 1941 年之间,很有可能是在 20 世纪 30 年代,AIDS 疫情似乎就是在那时暴发的,非洲道路系统的扩张、性活跃和长途卡车司机数量的增加,国际航空业和旅游业规模的扩大都加剧了 HIV 的全球传播。

8.6　当人类感染 HIV 后,免疫系统就会完全失灵吗?

这是最终的结果,根据定义,AIDS 是获得性免疫缺陷综合征,但 AIDS 患者的病情并不是立即恶化的。对于感染了

HIV 的人来说,最初其免疫系统还能较好地工作,甚至在无任何治疗措施(包括使用药物)的情况下,一年内其身体也可以保持相对正常的功能状态,在某些情况下甚至可以持续更长的时间。然而,在表面健康的个体体内深处,其淋巴结和脾脏正进行着持续的"斗争",HIV 特异性 $CD8^+$ T 细胞一直努力消除被感染的 $CD4^+$ T 细胞。这场斗争的进展严格遵循达尔文的进化论(支持病毒的快速复制),并在 $CD8^+$ T 细胞介导的免疫逃逸和突变发生的时候不可避免地失控了,导致 $CD4^+$ T 细胞数量不可逆地降低。一旦这些维持人体免疫系统功能的"主力"被破坏,$CD8^+$ 杀伤细胞也很快会"精疲力尽"并最终消失。

AIDS 患者一般都死于无法控制的感染,如由 $CD4^+$ T 细胞和 $CD8^+$ T 细胞抵抗结核分枝杆菌或其他非典型分枝杆菌如鸟分枝杆菌等引起的感染。相对亲和地生活在健康成年人的呼吸道和肠道黏膜表面的控制良好的微生物,如卡氏肺孢子虫和原生动物隐孢子虫(早前的小隐孢子虫),也可以入侵人体从而引起致命的疾病。还有一些病原体,如超级疱疹病毒、EB病毒和卡波西肉瘤疱疹病毒,能引起癌症,对人体造成致命打击。其他常见的人类疱疹病毒,包括能短暂感染儿童的人类疱疹病毒 HHV6 和 HHV7,它们也可以被激活,从而导致艾滋病患者病情严重恶化。巨细胞病毒也有同样的情况。

医学家们在 AIDS 大流行开始前并不知道卡波西肉瘤病毒和 HHV6。AIDS 流行之前,以紫色或者黑色斑块为特征的卡波西肉瘤是一种罕见的肿瘤。卡波西肉瘤原本是地中海地区的男性老年人较常见的一种肿瘤,但在南非部分地区的年轻人中却很常见。卡波西肉瘤后来被证实是 HIV 诱导的癌症,虽然现在我们已经了解了 EB 病毒,这种病毒能导致小儿传染性单核细胞增多症,但对于大多数人来说,在人类漫长的生命周期里,EB 病毒感染通常表现为隐性感染。在西方,当癌症患者接受辐射和高毒性药物治疗之后,其免疫系统被破坏,由 EB 病毒诱导的相对罕见的淋巴瘤会出现,因此可以说,这时 EB 病毒控制了人体。

与 EB 病毒相关的伯基特淋巴瘤(Burkitt lymphoma)是一种看起来很恐怖的头颈部肿瘤,它正折磨着一些发展中国家的年轻人。慢性疟疾感染也与伯基特淋巴瘤相关。如同 AIDS,疟疾患者也会出现免疫抑制现象,虽然这种抑制不是由 $CD4^+$ T 细胞的杀伤机制引起的。然而,AIDS 与另一种 EB 病毒相关的肿瘤——在中国南方比较常见的鼻咽癌(nasopharyngeal carcinoma,NPC)的相关性并不明显。这表明,发生鼻咽癌时,一部分 CD8$^+$ 以及 CD4$^+$ T 细胞也许在限制伯基特淋巴瘤和卡波西肉瘤生长方面就显得不那么重要了。

8.7 HIV 是如何靶向识别 CD4$^+$ T 细胞的?

正如前面所讨论的,病毒只在活细胞内生长,依靠正常细胞的遗传机制进行繁殖,就好像"鸠占鹊巢"。因此,病毒体(病毒粒子)需要某种机制来获得细胞的细胞质或细胞核。巧合的是,HIV 能直接地、特异地将 CD4 分子和另一个蛋白——趋化因子受体 5(chemokine receptor type 5,CCR5)结合起来,这两者都能在辅助性 T 淋巴细胞表面找到。当人们意识到一小部分基因突变导致无法表达 CCR5 的个体并没有感染最常见的 HIV-1 时,这一观点就形成了,尽管他们的生活方式使他们能轻易接触这种病毒。

8.8 现在有 AIDS 疫苗了吗?

尽管每年全球有超过 6.5 亿美元的支出用来研发 AIDS 疫苗,但目前尚未研制出对人类有效的产品。人类对 AIDS 疫

这个结果的确让研究人员振奋。显然,这个结果需要进一步分析,若要将此疫苗最终用于商业生产,还有很长的路要走,但应用前景仍然是非常广阔的。

8.10　遇到 AIDS,科学就束手无策了吗?

当然不是。在面对 SARS 这种非常棘手的疫情时,科学就做出了很大贡献。AIDS 第一次大规模重创人类是在 1981年,大多数感染者在 18～24 个月去世。如果这发生在比 1981年更早的 30 年前,我们不仅没有能力处理,也没法做出诊断。现在,那些获得治疗的人已经能够度过相对正常的一生了。1981 年,旧金山、纽约和欧洲的医生首次发现这种新的进行性、消耗性疾病的基本症状时,就将其命名为 GRID。很多人猜测这是患者选择了某种生活方式的后果,包括使用"娱乐性"毒品。当时人们在 GRID 是否有传染性方面还没有形成共识。同性恋群体变得防御心很强,而"道德多数派"成员们得到的结论是:这是某种"神圣"的惩罚。事实上,这两种态度都有着长期的影响。大众对同性恋群体已经有了长期的误解,当真正的病因被发现以后,保守派就会控制有关 AIDS 的言论以及采取一定的保护措施(如针具的以旧换新)来防止 HIV 的传播。

直到 1983 年,当巴斯德研究所的科学家弗朗索瓦丝·巴尔-西诺西(Françoise Barré-Sinoussi)和吕克·蒙塔尼耶(Luc Montagnier)分离出 HIV 后,这种疾病才广为人知,控制艾滋病发病率的理性政策也才开始被采用。这也使有效的特异性诊断试验迅速被广泛应用。即使有明确的证据表明 AIDS 是一种病毒诱导的疾病,人们在某些方面仍对这种血液测试的结果持相当强硬的反对态度。由此产生的延误导致美国和欧洲出现了大量由污染的血液和血液制品引发的感染。现在,输血通常是相对安全的,在使用血液前,人们通过采用新的检验方法将血液被污染的可能性降到最低。

流行病学专家表示,AIDS 确实是由受感染的血液传播的疾病,但是 AIDS 发病缓慢让分析变得更加困难且情况更加复杂,特别是在有经济压力时,血液的安全供应变得尤为困难。病毒存在于循环系统中,这进一步促使我们看清性传播疾病的本质。显然,这种疾病绝不局限于发生在男男性关系中,在非洲和东南亚地区,AIDS 主要是通过异性性行为进行传播的。人们只要对 AIDS 有正确的认识,在异性性行为中采取合适的预防措施,就能够很大程度上避免被感染。

8.11　过去的 25 年中,我们在 AIDS 研究领域取得了哪些 进步?

　　在 AIDS 研究领域,我们取得的进步还是很多的,虽然免 疫学家们还没有开发出一种保护性疫苗,但在政府资助的实验 室和制药行业工作的化学家们还是取得了可喜的成绩。如前

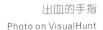

出血的手指
Photo on VisualHunt

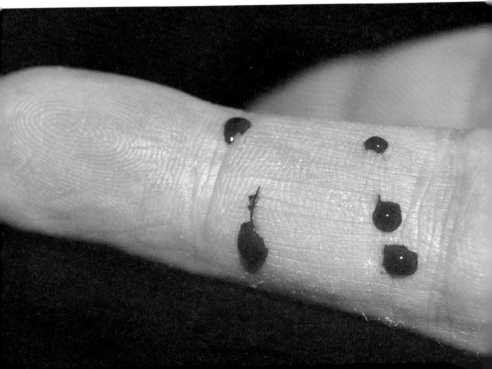

所述,如果 AIDS 感染者及时接受鸡尾酒疗法(highly active anti-retroviral therapy,HAART,高效抗逆转录病毒治疗),他们将能过上基本正常的生活。在发达国家,这意味着至少需要使用三种药物在病毒复制周期从不同层面进行靶向治疗。

1987 年,第一种被批准用于治疗 AIDS 的药物是核苷和核苷酸逆转录酶抑制剂齐多夫定。1996 年出现了非核苷酸逆转录酶抑制剂奈韦拉平。1995 年,传染病科医生们也发现了第一种蛋白酶抑制剂沙奎那韦,接下来还有整合酶抑制剂和作用在病毒生命周期的其他位点的成熟抑制剂。现在感染 HIV 的个体所接受的鸡尾酒疗法,是通过三种或三种以上抗病毒药物联合使用来干扰病毒复制。就像我们所了解的癌症治疗,也是通过药物靶向作用在多个分子位点来防止耐药突变体的出现。

大多数接受鸡尾酒疗法的患者能在一定范围内延长寿命,除此之外,服用这些药物后,患者血液内只存有少量的 HIV,所以,性传播的风险大大降低。此外,包皮环切术已被证明在很大程度上为异性恋者提供了保护,但能否对男性同性恋者提供保护还不太确定。在发生性行为之前,让女性局部使用含药凝胶来降低 HIV 感染发生率的试验也在进行之中。即使对于那些支付不起鸡尾酒疗法费用的人们,从怀孕 28 周起给予孕妇一种抗逆转录酶病毒的药物,至少一星期之后,发生在出生过程(通过血液)或出生后(通过母乳)的母婴传播的风险也可能大幅降低。同样地,在意外接触被 HIV 污染的针头后使用鸡尾酒疗法也有良好的效果。

尽管在发达国家的情况已不断改善,高危群体的感染率逐步降低,他们仍强调要坚持宣传教育(尤其是对于那些从未见过 AIDS 有多恐怖的人和没有防范意识的人),倡导安全的、负责的性行为。我们可能都知道,当开始一切都很顺利的时候,人们就很容易放松警惕,降低标准。谁愿意感染这种可怕的病毒,并且每天和性伴侣一起服用大量药物呢?

8.12 AIDS 会不会以某种方式暴发疫情,而导致更大的问题?

HIV 的新变种不断出现,患者可能从一开始就被一种以上的病毒感染了。此外,有证据表明,在那些已经感染了 HIV 的患者身上会发生新型 HIV 病毒株的双重感染。即使出现了一种新的通过性传播的人类逆转录病毒,也没有特别的理由认为它会比目前流行的 HIV 的类型更难对付。绝大多数的已婚家庭成员不会被感染，他们大多数不注射毒品、不是单身，也有稳定可信赖的性伴侣，因此是安全的。对于那些可能有风险的人，在进行性行为前服用抗逆转录病毒药物也许能获得一定的保护。只要遵守这些行为规范，人类就不会有被这种疾病击垮的危险。

唯一可能出现的问题是，病毒可能会突然变异，拥有不同的传播方式。例如，如果发现 HIV 的变种，就像流感或结核病，可以通过更常见的传播方式（如经呼吸道传播）感染他人，那才是真正的麻烦。对于任何流行病学专家或者传染病医生而言，通过空气传播的病毒，最初引起的基本上是温和的、甚至隐匿性的感染，后来发展成致命性疾病的情况才是真正的大问题。逆转录病毒的"远亲"，导致绵羊肺腺癌（绵羊慢性进行性肺炎）的病毒就可能通过呼吸道传播（尽管其传播能力很弱）。HIV 基本是不可能通过空气传播的。不过，病毒变异没有绝对的确定性。我作为实验生物学家，深知"会出错的事总会出错（墨菲定律）"。

有什么可能会导致 HIV 发生某种戏剧性的、不可预知的变化？我主要担心的是，随着药物治疗的广泛应用，我们会对这种病毒存在巨大的选择压力。那些严格接受鸡尾酒疗法的患者不存在太多这样的问题。正如前面所讨论的,用三种药物(混合)通过不同的途径靶向治疗后,耐药突变体的出现已经变得基本不可能了。

除了可能的药物供应中断,在一些发展中国家还存在的问题是,虽然能救命的抗 AIDS 药物已分发,但接受治疗的人可能只能得到单种药物。此外,在发展中国家还经常缺乏基础医疗设施,也无法及时提供随访和药物使用建议。没有定期服用药物,或者与别的药物共同服用,都会造成治疗的中断,还可能导致病毒突变体的出现。虽然没有证据说明此类突变会导致病毒传播机制的改变,但是没有进行监测的变化都可能存在威胁。

8.13 HIV 一旦进入人体,还能够被清除吗?

在未来也许是可能的,但对于大多数已感染 HIV 的人而言,研发出一种安全可行的治疗方法似乎仍然非常遥远。即便如此,分子科学的发展依然非常迅猛。在过去的几十年中,我们所了解的成就包括利用光谱识别在实验室培养的 CD4$^+$ T

细胞中限制或者阻止 HIV 感染的基因策略。针对 HIV 病毒的这些抑制剂中突出的是 siRNA(干扰小 RNA),它隶属于调控分子家族,专门以不同的方式干扰特定基因来阻止病毒蛋白的产生。安德鲁·法尔(Andrew Fire)和克雷格·梅洛(Craig Mello)因为这项发现而获得了 2006 年诺贝尔生理学或医学奖。

HIV 进入 T 淋巴细胞后,例如,会被 siRNA 锁定进行预处理,以阻止 CCR5 受体分子的表达。当然,如果此时细胞已经被感染就没什么价值了,但也有其他的 siRNA 可以通过各种分子途径来干扰病毒复制。如果人们掌握了一种技术,可以将感染者血液中的 CD4$^+$T 细胞提取出来,然后在实验室对它们进行基因修饰,再将它们注入感染者体内,这种技术将会有很好的应用前景。对于任何形式的选择性治疗,如何实现这样的靶向治疗都是一个关键问题。

这个问题通常能够通过使用可以到达人体内大多数地方的小分子靶向药物来解决。即便如此,大多数的鸡尾酒疗法中涉及的药物也不能穿过紧密连接的血-脑屏障,但在接受治疗的 HIV 携带者中,与 AIDS 相关的神经系统疾病症状的严重程度被大大降低了。这可能反映出,尽管我们知道已激活的 T

淋巴细胞和巨噬细胞能够从血液中被转运到正常的大脑,鸡尾酒疗法还是需要未被感染的细胞来参与这一过程。

已经经过测试的有治愈效果的策略是从接受鸡尾酒疗法的个体中提取正常的 T 淋巴细胞,再将正常的 T 淋巴细胞与 siRNA 或者其他艾滋病病毒感染或复制的抑制剂一起培育,然后将这些"保护性"淋巴细胞回注入患者体内。多次重复这个过程使抵抗性 T 淋巴细胞不断累积,至少在一段时间内,使中止药物治疗成为可能。当然,就目前的情况来看,至少在短期内,这仅仅是一个试验,而不是一个可以控制 HIV 感染的实用策略。

对于一些晚期患上淋巴瘤的 AIDS 患者,通常会大剂量使用细胞毒性药物和采取放射治疗以消除肿瘤。这个过程同样也会减少髓样祖细胞的数量,它是红细胞和白细胞,包括 CD4$^+$ 和 CD8$^+$ T 淋巴细胞的祖细胞。因此,必须通过移植相匹配的未受感染的人的骨髓来进行免疫系统重建。这为采用 siRNA 和其他干扰 HIV 感染或复制的分子来治疗整个髓样细胞种群,包括 CD4$^+$ T 细胞提供了机会。

为患者移植天生抗 HIV CCR5 的捐赠者的骨髓,能够使患者有效地控制感染,因为患者移植的骨髓中的目标 CCR5-CD4$^+$T 细胞在随后几个月能够使其不易被感染。这为使用基因疗法提供了理论依据:从感染者身上获得"同源"骨髓样本,在增殖培养前破坏 CCR5 基因,再注入患者体内。这样的实验已在实验室老鼠身上做过,但从寿命短暂的啮齿动物扩展到人类,任何技术的使用都有很长的路要走。

虽然目前的实验结果看起来很有前景,但是骨髓的消融和重建是非常昂贵且危险的,且可能只适用于少数患者。不过,

各种药物
Photo by freestocks.org on Unsplash

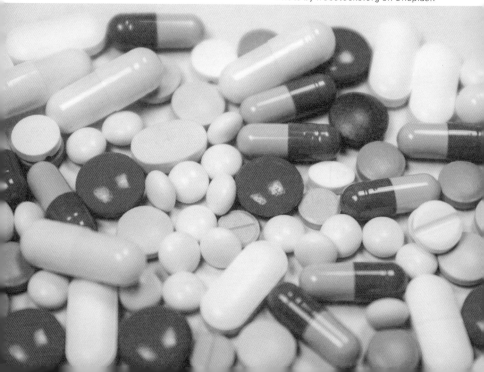

如果我们可以使用同源骨髓(患者自己的骨髓)或基因治疗方案,单纯注入抗 HIV 的细胞来逐渐取代易感细胞,这样免疫系统的排斥作用就会减少了。目前,认为只要鸡尾酒疗法有效,那么就不会并发癌症的观点是有待考证的。但是我们有理由相信,通过靶向分子阻断策略来抑制 AIDS 患者体内艾滋病病毒的感染将会成为可能。

8.14　小结

如果我们不注射毒品并且采取安全的性行为,我们大多数人都将不会有患 AIDS 的风险。唯一的噩梦是在一个血液供应不安全的国家发生严重的事故。新型 HIV 的出现已经不是大家关注的热点,除非它改变传播方式,但是这基本上不太可能。接受鸡尾酒疗法的幸存的感染者,当初如果能够采取更好的措施避免感染当然更好。但在目前,至少在短期内,还没有明显有效的疫苗投入使用。虽然还有其他的治疗方法,比如各种形式的基因治疗,但这些研究还不能在临床上被正式投入使用,哪怕是只针对小部分患者。

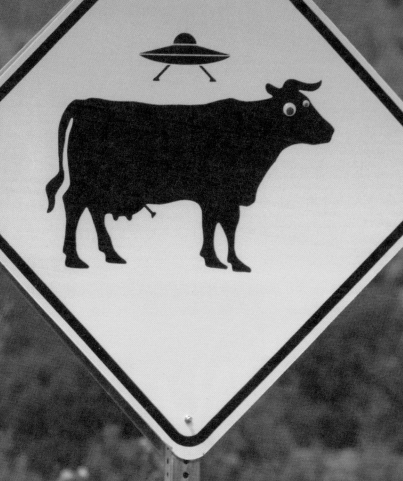

9 疯牛病和克-雅脑病

9.1 曾经有过疯牛病或克-雅脑病大流行吗？

虽然没有，但是当提到新型的流行性疾病威胁时，我们需要警惕这些"可怕的怪物"。这里我们讨论的是牛海绵状脑病（BSE，俗称疯牛病）与新型（变异型）克-雅脑病之间的联系，这种联系在某种程度上与人类的状况相似。在 20 世纪的最后几十年里，这种特定组合在兽医传染病学领域引起了极大关注。尽管变异型克-雅脑病患者在很多国家（包括日本、美国、加拿大）有个案记载，但主要集中在英国和其他欧洲地区。这种疾病虽然在世界不同地区出现，但并不能称为大流行。尽管它在被发现之初引起了人们的恐慌，但并没有证据表明这种疾病可以在人类之间水平或垂直传播，且目前被感染的人数也是比较少的。

不过任何危及食品安全的问题都会引起我们的特别关注。我们只要出去吃牛排或烤牛肉，就可能感染这种不可逆的、致命性神经系统疾病，尤其是在国外度假期间，人类作为杂食动物，这种吃肉的基本权利会受到严重影响。疯牛病和克-雅脑病事件给我们敲响了警钟，人类不仅要重视食品安全，也要注意非常规传染性病原体可能会对人类构成越来越大的威胁。

9.2 什么是海绵状脑病?

这一术语出自神经病理学家们,他们是在光学显微镜下观察脑组织和脊髓的染色切片的病理变化时发现的。首先将采集的脑组织保存在福尔马林中,然后将其包埋于热石蜡中,再用超薄切片机(类似于只对物体进行表面刮削而不是切割的实验室切片机)对其切片,最终他们看到脑组织呈空泡状。神经细胞的细胞质中有限制孔,周围组织(或神经毡)中没有可识别的物质或结构。因为脑组织切片有着海绵状的异常外观,所以称这种疾病为海绵状脑病。更糟糕的是,没有人会想到这样的情况可以以某些传染病的形式出现。对于许多人来说,最大的恐惧就是丧失智力和大脑功能,我们都不希望这种疾病具有传染性。

直到最近才发现,传染性海绵状脑病(transmissible spongiform encephalopathy,TSE)由一类可怕而神秘的具有传染性的疾病引起。这类疾病的原型是一种慢性进行性并最终能够导致死亡的羊瘙痒病,并且这种羊瘙痒病已经是长期困扰斯堪的纳维亚和苏格兰部分地区的问题了。被感染的羊会出现严重的瘙痒症状，它们通过在栏杆或柱子上摩擦来止痒，在摩擦过程中，羊毛便挂在了这些栏杆或柱子上，羊瘙痒病也因此得名。这种特征性海绵状脑损伤导致了瘙痒的发生，自从20世纪30年代以来，这种疾病一直被认为只在绵羊和山羊之间水平传播，是否可以垂直传播尚不清楚，只有极少的证据表明其能从母羊传递给羊羔。给牛、小鼠和仓鼠的大脑中直接注入过滤后（去除病菌后）的提取物，最终都会发展成特征性的神经系统症状和病理变化，但羊瘙痒病并没有引起牛任何自发性疾病，也没有给一些肉食者如狗和人类带来问题。

9.3 如果传染性海绵状脑病是传染病，那么问题的关键是什么？

科学家们对于羊瘙痒病的关注源于：经过持续多年的努力，尽管人们已经认识到这种疾病可以通过羊之间共用针头传染或传染到其他一些啮齿动物身上，但研究人员无法从动物组织中分离出致病病毒或在导致感染的上清液中检测到病毒核酸（DNA或RNA）。瘙痒病的病原体不管是什么，它已能够通过用于阻挡已知病原体的微小孔径过滤器。此外,不同于RNA 或 DNA 病毒,它能够经受住高温(包括暴露在沸水中几个小时)并在有有毒物质(如甲醛)的环境中存活下来。

在随后的几十年里,科学家们包括文森特·雷加斯(Vincent Zigas)、约翰·马修斯(John Mathews)、迈克尔·阿尔伯斯(Michael Alpers)、乔·吉布斯(Joe Gibbs)、丹尼尔·卡尔顿·盖杜谢克(Daniel Carleton Gajdušek)(1976 年诺贝尔生理学或医学奖得主)均致力于海绵状脑病的相关研究。其中就包括一种叫作库鲁病(Kuru disease)的致命性麻痹症,这种疾病出现在位于巴布亚新几内亚的一些保留食人习俗的土著居民中。此外,和绵羊、山羊中的羊瘙痒病一样,可以通过注射患者脑组织过滤后的上清液将库鲁病传播给非人类灵长类动物。更重要的是,一种病理状态与海绵状脑病相似的人类疾病——克-雅脑病,可由移植死于严重老年性痴呆的患者的眼角膜而传染,也可由克-雅脑病患者使用后经甲醛处理的定位针(在神经外科中插在大脑的器械)而传染。总而言之,这些疾病和起初被认为是由于给水貂喂食感染羊内脏而引起的相类似的疾病一起,被统称为传染性海绵状脑病。

尽管在其他物种中传染性海绵状脑病可通过注射传染,但我们并没有发现这些疾病可以从动物传播到人类。毕竟,几个世纪以来,人们一直在吃羊肉(如烧羊羔肉等),甚至是处于羊瘙痒病潜伏期的动物的大脑。直到 1995 年,16～30 岁年龄段的变异型克-雅脑病患者开始出现。在此之前,克-雅脑病一直被人们认为是缓慢、渐进性的疾病,并且只影响老年人。这与疯牛病有直接的关系。

1986 年,第一例疯牛病患者被英国兽医神经病理学家确诊,直到 9 年后变异型克-雅脑病患者才开始发病,这一情况符

感染了疯牛病的牛的大脑切片
Photo by Dr. Peter Hooper, CSIRO on Wikimedia Commons

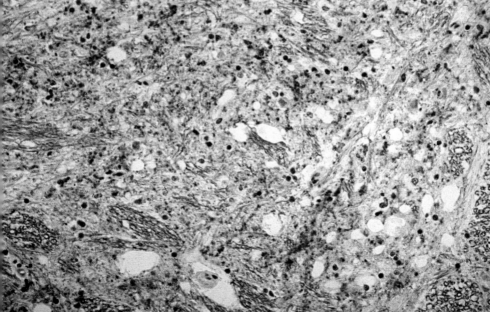

合我们所知道的传染性海绵状脑病的发病规律。超过60年的实验研究告诉我们,羊瘙痒病的潜伏期可以很长。鉴于英国游客和居民对牛肉的高消费量,我们可能会面临着一个慢性的、全球性的"悲剧",这将危害成千上万的人。幸运的是,受这种病痛折磨的只有数百人,并且随着人类对疯牛病的控制,这个问题似乎已经消失了。

9.4　疯牛病源自羊瘙痒症吗?

　　这是一种可能。牛的感染源被认为是动物产品,尤其是骨粉。每天有超过70亿人需要吃饭,任何来源的优质蛋白质都是宝贵的,如果大量被食用,可最终影响(或污染)食物链顶端,使其出现异常。屠宰场的废物包括血液、骨头等,骨头在碾碎后进行热处理,以制成动物饲料。英国降低热处理所需最大温度的决定被认为提高了疯牛病病原体生存的可能性。疯牛病可能最初来自受感染的羊组织?也许是吧,但近年的基因分析表明该疾病可能由牛的自然突变引起。这是如何做到的呢?

　　在过去的几十年里,神经病理学家和神经化学专家得出的结论是:许多痴呆是由大脑中错误折叠的非功能性蛋白质累积造成的,这些蛋白质有着如同阿尔茨海默病的淀粉样蛋白的特性。尽管阿尔茨海默病被认为是不会传染的,但传染性海绵状脑病有着跟阿尔茨海默病相似的病理变化,被认为反映了一些类似的病理过程。1997年的诺贝尔生理学或医学奖由加利福尼亚州的医学家斯坦利·普鲁西纳(Stanley Prusiner)获得,因为他发现了羊瘙痒病、变异型克-雅脑病、库鲁病和牛海绵状脑病是由一种异常的朊粒蛋白(PrP)引起的。朊病毒不含核酸,仅由蛋白质构成,非常耐热和抗化学降解。当转移到先前未受感染的个体体内时,传染性海绵状脑病的朊病毒作为体内其他正常蛋白的模板,使正常蛋白发生错误折叠,可导致疾病的进一步传播。

现在看来,不同物种的传染性海绵状脑病之所以能自发地发展,可能是由于编码朊病毒的"健康"基因偶然突变造成的。这个想法的可怕之处在于这种突变可能发生在任何时间、任何地点。人类是怎么从患疯牛病的牛那里感染到新型克-雅脑病病毒的呢? 人们食用的牛肉如果未经仔细处理,很可能含有牛的部分神经组织。曾有166名英国人因为吃了处于疯牛病潜伏期动物的肉(这很可能是异常牛朊病毒感染的来源)而被感染;另有44名英国人得了变异型克-雅脑病。

　　至少有一段时间,英国的烤牛肉让人闻之色变。羊瘙痒病没有在人群中传播可能仅仅反映了变异型羊朊病毒不像人朊病毒那样引起正常蛋白异常折叠。疯牛病的朊病毒也可能使动物园里的动物患病,如喂食了被污染的牛肉的大型猫科动物和灵长类动物。人们认为导致某些水貂脑病暴发的原因也是如此。英国大多数感染疯牛病的牛可能是饮食不当引起的,如进食了未经充分处理的骨粉等饲料,而没有证据表明疯牛病存在动物之间的水平传播。由于向其他国家包括加拿大出口英国的骨粉和牛肉制品,这种病也趋向国际化。当然这给我们的教训是:人类直接食用某些动物产品是很危险的,至少这些物质应该先进行高温加热处理。

9.5　"骨粉"是什么?

　　经粉碎和粗磨的骨头作为肥料(骨粉)可提供良好的磷和钙,促进植物生长。出于同样的原因,骨粉也被用来喂牛和其他牲畜。

9.6 有人因为吃进口的英国牛肉制品感染变异型克-雅脑病吗?

在疯牛病和克-雅脑病的联系变得明显之前,曾有 2 名来英国旅游的沙特阿拉伯游客,吃了英国牛肉后被证实患有变异型克-雅脑病。受感染的牛肉还被出口到一些欧洲国家和一些亚洲国家。例如,法国 1996 年至 2002 年禁止从英国进口牛肉

牛肉
Photo by Jez Timms on Unsplash

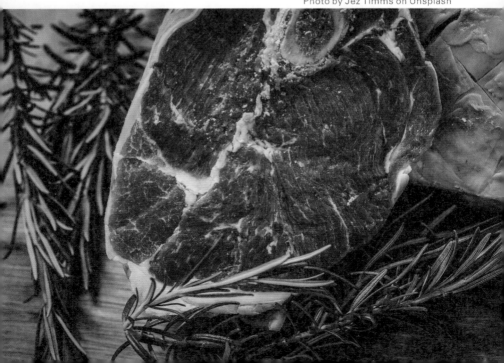

和肉牛。加拿大和美国的牛肉产业也受到影响,起因是怀疑一些北美疯牛病患者是由一头从英国进口到加拿大的牛所感染的。总之,在世界范围内有 19 万头以上的牛被认为感染了疯牛病,其中约 18.3 万头在英国。英国有大约 300 万头牛被宰杀,每年应对这种流行病的成本约为 7.2 亿英镑,最终经济损失约为 390 亿英镑。

9.7 是否存在疯牛病或变异型克-雅脑病大流行的可能性?

这在两百年前也许会发生,但现代科学拯救了我们。和许多传染病问题一样,我们最终的保护手段就是通过流行病学专家、病理学家和其他科学家对疾病流行病学的详细调查,以及斯坦利·普鲁西纳对朊病毒的早期发现,让人们明白曾经到底发生了什么。监管部门也因此能够采取适当的预防措施。幸运的是,朊病毒经口腔传播给人类后,人类的发病率非常低,并且疯牛病的朊病毒显然更加容易感染牛。

我们在很多物种(包括真菌)中发现了不同的朊病毒,有趣的是,目前,只有牛(或人)的朊病毒变种才能感染人类。在目前的情况下,没有确凿的证据表明会发生垂直传播,朊病毒感染人类的可能性是微乎其微的。

9.8 疯牛病的历史是否会引起人们在其他方面的担忧？

答案是肯定的,目前美国 12 个州和加拿大的 2 个省所记录的相关证据表明:北美鹿(黑尾鹿、白尾鹿、麋鹿和驼鹿)被认为是可能患传染性海绵状脑病相关慢性消耗性疾病的物种。已经有证据表明这些鹿类因摄入了排泄到牧场中的朊病毒而被感染,但没有任何证据可以表明,这种疾病可以在人类和牛羊中引起交叉感染。尽管如此,未来正常人朊病毒(或动物的朊病毒)在基因编码时可能发生突变,也许会出现对于我们人类来说更具传染性的"朊病毒"。另外,虽然没有人证实北美松鼠有患传染性海绵状脑病等相关疾病的可能性,但肯塔基州的临床研究结果表明:克-雅脑病和帕金森病可能与当地人们会吃松鼠大脑的习俗有关。

9.9 传染性海绵状脑病会有全国大流行的风险吗？

虽然这种流行性疾病发生的可能性很小,但并不是完全没有可能。通常,说明克-雅脑病的传播的证据不足(不同于外科手术)和那些可能暴露于被污染的牛肉(牛患疯牛病)的人群发病率较低,表明这些朊病毒传染性不是很强。虽然如此,关于致命性疾病的传播条件(在显示其为一个不可逆的过程之前),多年都没有相关记载,这确实是很危险的。令人担心的是,如果出现了具有高度传染性的新型病毒,它甚至可能在我们意识到这个问题之前便已在全球范围内蔓延。这使我们变得很紧张,试想如果一种朊病毒存在于牛奶中,并在优质奶酪生产和巧克力的制作过程中存活下来,再出口到世界各地,会发生什么?

疯牛病事件也警示我们,随着转基因技术等先进技术的逐步使用,在使用任何设计成非常小且有自我复制功能的产品时都要很谨慎。我不建议延迟比如微型机械或基于分子和纳米技术的治疗方法的进展,但需要进行严格的安全测试。我知道一些人对转基因生物有类似的担忧,虽然我也相信安全测试是很重要的。事实上用来产生抗旱植物的基因等在生物学中分布广泛,并且这些物质都是人类和其他物种日常食用的,这使我少了很多担忧。

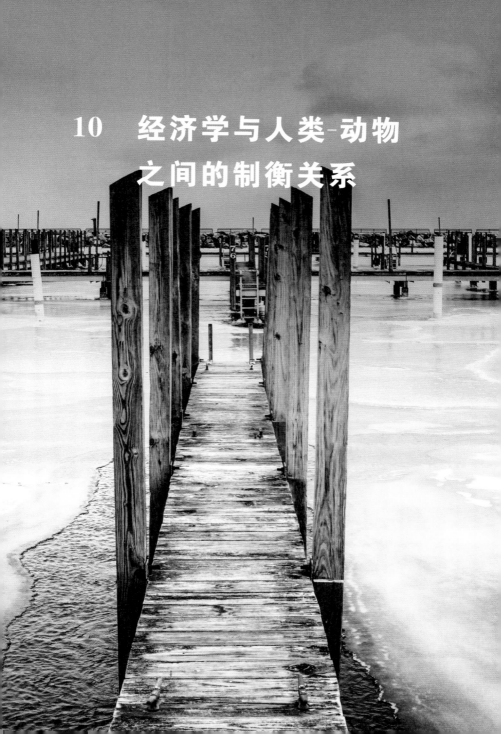

10 经济学与人类-动物之间的制衡关系

10.1 哪种传染病大流行对经济造成的损失最大?

SARS 的经历告诉我们,一种未知且传播迅速的、可能通过呼吸道传播的致命性疾病,能够引起短期、剧烈的经济动荡,且影响深远。加拿大多伦多是亚太地区以外受影响最严重的城市,有近 900 人死于 SARS,SARS 对其航空公司、酒店行业,以及所有与旅游业相关的产业造成的损失约高达 500 亿美元。在 SARS 事件两年以后,新加坡和多伦多的一些大型酒店仍然没能完全从 SARS 带来的负面影响中恢复。与季节性流感相比,在每个流感暴发的年份,美国因流感死亡的人数多在 2 万~4 万之间(全球的死亡人数为 25 万~50 万)。但是流感是我们熟知的疾病,且大多数人会接种流感疫苗,某种流感病毒标准株的传播并不会减少商务旅客和游客乘坐飞机的次数,也不会促使大部分人在街道和机场等公共场所自觉佩戴口罩。

即使这样,美国疾控中心的经济学专家预测,仅仅一个"正常"的流感暴发年,整个美国由疾病带来的经济负担,包括社会生产力下降带来的经济损失、医疗费用等就超过了 800 亿美元。尽管 2006 年科学家们使用经济模型估算出一次流感大流行导致的全球经济损失为 3300 亿～4.4 万亿美元,但以此类推去估计 2009 年的甲型 H_1N_1 流感大流行造成的经济损失可能为时过早,具体数值取决于当时疾病的严重程度。当然,正如 2007 年全球经济危机告诉我们的,纽约的银行家和金融投资者考虑不周和在缺乏管理制度的情况下进行操作会给全球经济造成巨大损失,全球性的传染性疾病大流行造成的经济损失也是非常大的,此外,还会造成严重的经济动荡。

10.2 新型呼吸道感染的暴发会引发经济危机吗?

虽然新型呼吸道感染的暴发不会对社会经济构成威胁,但是防止病毒经呼吸道传播是很困难的。对于一种新发的严重肠道传染性疾病,一旦患者被确诊,隔离具有腹泻或呕吐等典型症状的人群是一件相对简单的事情。然而当很多人聚集在一所学校、一家医院或者一艘游轮上时,对疾病的防治会变得较困难。而且,除非我们目睹某个发达国家再度出现霍乱或者伤寒,否则的话,多数胃肠炎类疾病在暴发(由一系列病毒、细菌和寄生虫感染引起)时的情况将会和"普通感冒"和"流感"一样,通常被当作"普通疾病"来对待,相关部门并不会采取措施进行严格的防控。

这并不意味着没有重大的经济负担(由疾病带来的)。1995年的一项研究表明,仅仅在美国,由轮状病毒腹泻(主要患者为5～8岁的儿童)造成的医疗费用约为5.64亿美元,人们希望通过进行有效的疫苗接种来减轻经济上的负担。目前还没有商业化的疫苗来抵抗轮状病毒。但是,美国疾控中心的数据显示,每年由轮状病毒引起的腹泻约有2100万例,由此带来的社会生产力损失是相当大的。2003年英国一所医院疾病暴发,分析数据显示经济损失约为28万英镑,这对于任何只有有限的医疗保健预算的国家或地区来说都是一个巨大的数字。同样地,如果我们类比地区性的呼吸道感染,在美国,每年因普通感冒造成的医疗费用、缺勤(尤其是年轻家长)和社会生产力下降带来的经济损失等估计可达400亿美元。

至少在拥有良好的医疗和公共卫生体系的社会中,我们能够很容易地控制突然出现的虫媒传染病(如登革热、黄热病)并阻止其进一步扩散。即使这样,经济损失也是巨大的。1999年西尼罗河病毒侵入纽约之后,在美国通过蚊子或者鸟缓慢传播,偶尔也会感染哺乳动物。通过对2005年萨克拉门托的病毒暴发事件(169 名患者)的分析,罗伯特·彼得森(Robert Peterson)和他的同事估计经济损失约 300 万美元。随着病毒在北美地区的肆意传播,当时很多城市都出现了类似的情况。

10.3 防疫部门如果突遇紧急情况,会不会付出昂贵的代价?

这取决于疾病能否在病毒携带者接受入境检疫时就被发现。可能出现这样的情况,某个人在乘坐一趟入境的国际航班

在实验室里的医生
Photo on VisualHunt

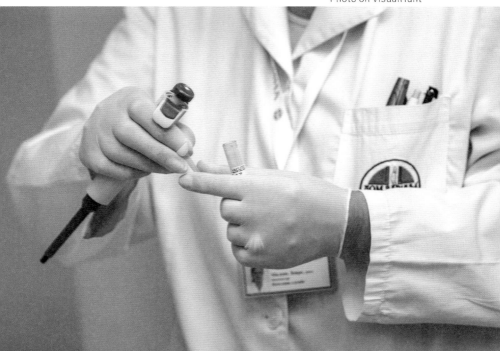

时出现某些严重的症状,也许是染上了某种外来传染病,如病毒性出血热。因为大多数急性病毒感染的潜伏期(即从感染发生到出现临床症状)不到 7 天,所以检疫部门可能会要求对其他乘客进行为期两周的持续观察。但是如果那些用来隔离患者的海岸和岛屿的旧隔离站都被关闭了,该怎么办呢?在美国,有一个办法就是将一个空的机场机库作为临时的隔离场所。机场机库通常位于孤立的停机坪上,所以它能够提供一个很好的隔离环境。一般会有承包商为城市的主要国际机场提供临时的厕所、淋浴间和其他必需品。承包商提供的物品要保证不存在二次污染。总花费要在机场的限额之内,也就是说,200 个人两周的花费大约为 30 万美元。当然还会有其他相关的费用,如医务人员的出勤、实验室检测费用等。

如果遇到以下情况,费用可能会更大:受感染的患者直到后来才被确诊,必须找到航班上的其他乘客,避免其在社会中造成进一步的接触传播。在 30 多个国家都发现 SARS 的输入患者(较轻微的),幸好很少有人受到影响,既没有二次感染引起的发病,也没有造成直接的经济损失。加拿大就没有那么幸运了,到达多伦多的 SARS 具有高度的传染性。实际上,SARS 的流行向我们证实了偶然因素是如何导致疾病入侵的

（至少对于那些存在病原体的疾病来说）。另一方面，SARS 的流行也给了我们不同的启示：一旦一种新型的具有高度传染性的流感病毒株在人群中出现，不论当时的流行范围有多小，它都有造成全球大流行的可能。

10.4 从经济学角度来看，流感仍然是我们主要担心的问题吗？

在已知的人类疾病中，流感可能对经济产生的影响较大，但是另外一种情况同样也会带来巨大的经济损失，即一种大家认为已经被消除的传染病在一个国家重现。我们所讨论的是一些可识别的情况，比如在某些主要收入来源于动物养殖业的国家，国内的动物被感染。它不一定是人畜共患病，也不一定会由患病动物感染人类。这种有关大量经济价值较高的家畜的疾病大流行同样是一个国家的灾难。

比如，口蹄疫是由具有高度传染性的小核糖核酸病毒（与脊髓灰质炎病毒为同一家族）引起的，这种病毒能够感染大多数的偶蹄动物（牛、猪、绵羊、山羊和鹿）。这种疾病与儿童常见的手足口病没有任何关系，人类感染口蹄疫很少见，并且人类通常不会因为食用被感染的肉类而感染口蹄疫。口蹄疫病毒对于作为商品的牛、羊和猪来说是一个巨大的威胁，它虽然不会导致这些动物的死亡率增高，但会引起这些动物发热、黏膜溃疡等，也会导致牛的繁殖能力下降。与感染人类的脊髓灰质炎病毒不同，口蹄疫病毒有许多不同的毒株，口蹄疫病毒疫苗在诱导长期的保护性免疫应答方面不是特别有效。

10.5　为何口蹄疫危害如此之大？

由于受感染的动物会被迅速捕杀，口蹄疫并不会产生持久的影响。然而，口蹄疫病毒非常耐寒，而且很容易通过受污染的靴子、汽车轮胎等物体进行传播。因此，整个地区都必须被有效隔离起来。例如，2001年英国的口蹄疫大流行期间，马恩岛环岛机车耐久赛被取消，这给当地企业带来了巨大的经济损失，尤其是酒店和餐饮行业企业。1967年英国口蹄疫暴发期间，我在爱丁堡的一所兽医研究所工作。在研究所出入口有个标牌，写着"英格兰车辆禁止入内"，这并不仅仅反映了在那个遥远的时代苏格兰人民强烈的民族主义情绪。

2001年英国口蹄疫的暴发导致了约1000万只动物（包括

绵羊、牛和猪)被捕杀,总共的经济损失约折合80亿英镑,其中旅游业的损失巨大。仅苏格兰的损失就高达约2.5亿英镑。不列颠群岛总的土地面积很小,牛羊产业受到了严密的监控。口蹄疫历来在阿根廷等一些土地面积较大的国家较猖獗,这些国家畜群分散,牛肉等畜产品的出口是这些国家的重要经济支柱。口蹄疫在所有国家都有可能发生,包括韩国、日本和保加利亚这些遭遇了2010—2011年口蹄疫的国家。

除了因捕杀、埋葬(或者焚烧)受感染的牲畜(如接触过病原体的牛羊)造成的经济损失外,停止从口蹄疫暴发的国家进口商品也不可避免地会对社会经济产生重大影响。停止对外贸易会导致短暂甚至长期地失去市场,只有等口蹄疫暴发的国家最终宣布口蹄疫已被消灭时,对外贸易才能够重新开始。简而言之,动物性传染病的流行与疾病暴发的程度和持续时间相关,各国要尽可能地服从国际检疫管理要求,该要求旨在控制动物性传染病的全球传播。如果动物性传染病依旧存在,需要从动物性传染病暴发的国家进口商品的国家,可以通过施加政治压力来延缓对外贸易的恢复进而保障自身的经济利益。

10.6 有可能会暴发全球性口蹄疫吗？

这几乎是不可能的,除非口蹄疫被恶意地、有针对性地同时引入几个未被口蹄疫侵袭过的地区。然而,疾病偶然侵入一个国家或者地区仍是存在的主要风险。关于各个洲之间口蹄疫的传播,检疫当局主要担心的问题是口蹄疫可能通过未经高温加热的肉制品(如香肠等)传播。

作为一个较少受到动物性疾病侵袭的岛屿国家,澳大利亚采取了很严格的检疫措施。例如,澳大利亚要求那些来自亚洲的飞行 5～10 小时的或者来自美洲的飞行 13 小时以上航班的乘客离机以后,其行李需要先经过 X 射线检查,确认安全后才能离开海关大厅。这样做也有其他的目的,比如排查非法枪支和其他致命武器,而防止口蹄疫等疾病的入境主要是出于经济方面的考虑。无论他们来自哪里,旅客都要被询问是否携带运动装备(尤其是钓鱼用的)或者最近是否去过农场。如果旅客的回答是肯定的,就意味着旅客必须打开行李箱,工作人员会检查靴子和鱼竿,如果有必要还需用消毒剂清洗。来自北美洲的虹鳟鱼所携带的传染性造血器官坏死病病毒感染了大量的鲑科鱼类,尽管它现在已经被清除出澳大利亚,但它已蔓延到亚洲和欧洲。

很容易想象一个热爱运动的旅行者可能会通过被污染的靴子或者钓鱼用具将病毒传播到一个随处都是虹鳟鱼的小溪,但是一头牛或者猪怎样通过一根进口的香肠而被病毒感染呢?答案就在于牲畜往往是用餐馆的剩饭喂养的,尤其是猪。高温加热能够杀死口蹄疫病毒,但是 2001 年英国口蹄疫暴发,被认为是由于用未经高温加热的受到感染的肉制品喂食坎布里亚

飞机
Photo on VisualHunt

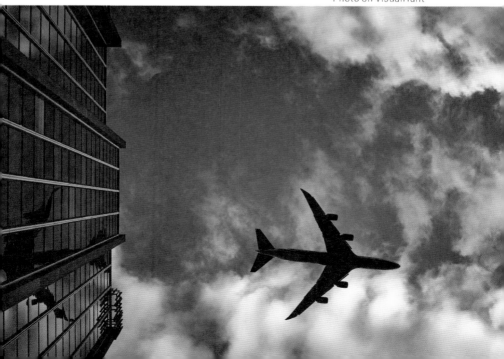

郡的一个农场里的牛引发的。屠宰场等场所可能存在的大型家畜的非法交易,导致了病毒在整个国家的迅速传播。

10.7 是否存在故意将动物性传染病病毒引入其他未发病"处女地"的情况?

此类事件在澳大利亚至少发生过两次。但是这两次病毒的引入都不是恶意的,至少到目前为止人们是这样认为的,尽管对兔子来说后果确实非常严重。此类事件值得探讨,因为它们是很好的研究病毒大流行的案例。对付大规模的持续性兔瘟(兔病毒性出血热)的主要手段是控制兔子的数量。这本不应该是会造成大流行的传染病,但如下所述,由于人类的干预,感染被进一步引入世界卫生组织的另一个区域。

兔子不是澳大利亚本土就有的,这一物种是在 1788 年由英国"第一舰队"第一次带到澳大利亚。当时这些兔子在野外并没有大量繁殖,因此并没有带来什么严重的后果。后来,在 1859 年,托马斯·奥斯汀(Thomas Austin)想着:如果可以狩猎的话,这里能变得更像他在英国的家。他在澳大利亚南部维多利亚州的温切尔西附近放养了 12 只野兔和若干只家兔。人们纷纷效仿他。由于兔子在澳大利亚几乎没有天敌，它们可以在整个澳大利亚繁衍。到 1950 年，澳大利亚整个国家共有大约 6 亿只兔子（当时的澳大利亚人口为 830 万人）。由于数量庞大的兔子与牛羊等竞争青草，不仅澳大利亚的自然环境遭到破坏（如动物的自然栖息地被破坏），澳大利亚的经济也受到影响，破坏了当地环境，还加速了水土流失。为了减少兔子的数量，人们进行了各种尝试，包括给兔子投毒、射杀兔子和建造防止兔子进入的篱笆等，但都以失败告终。

　　生物防治的想法来源于澳大利亚的一位医学科学家珍·麦克纳马拉夫人（Dame Jean MacNamara），她在北半球旅行时曾在新泽西州普林斯顿大学的洛克菲勒研究所拜访过理查德·E. 肖普（Richard E. Shope）。肖普作为传染病研究领域的英雄式人物，他是在 1931 年第一个发现猪流感病毒的人，当他在 1932 年发现棉尾兔体内的自发肿瘤（也称肖普纤维瘤）是由一种痘病毒引起的时候，他开始声名鹊起。在珍·麦克纳马拉拜访他后不久，他又发现了与痘病毒紧密相关的多发性黏液瘤病毒，这种病毒后来导致了有记载的历史上最大规模的兔子灭绝事件。多发性黏液瘤病毒作为非致命性皮肤肿瘤的病因最初是在乌拉圭的棉尾兔身上发现的,然而多发性黏液瘤病毒对欧洲兔子(穴兔)是极其致命的。

珍·麦克纳马拉的游说,促使了位于英格兰和澳大利亚南部斯宾塞湾沃当岛的研究多发性黏液瘤病毒实验的开展。在证实多发性黏液瘤病毒对家养和野生动物没有明显的危害之后,人们又在南澳大利亚州更干旱的北部进行了有限的野外实验。多发性黏液瘤病毒未能存活下来,而是在野外灭亡了。当人们都在关注第二次世界大战而中断研究的那段时间里,珍·麦克纳马拉毫不气馁、积极探索,她发现用多发性黏液瘤病毒来控制澳大利亚的兔子数量的机会又来了。1950 年,通过直接接触和寄生在被感染兔子身上的跳蚤、蚊子,多发性黏液瘤病毒开始传播,并引起了一场大规模、持续性的多发性黏液瘤病毒的流行,超过 98% 的受感染野兔死亡。

这是"生物防治"的一次巨大胜利。在一个工人的年工资少于 300 英镑的时代,多发性黏液瘤病毒的引进使得羊毛产量大增,在一年中获得了 3000 万英镑的产值。珍·麦克纳马拉也因此获得了 800 英镑的奖励。她早年已经因与麦克法兰·伯内特爵士(Sir Macfarlane Burnet)共同在脊髓灰质炎研究方面取得的成就,即发现小儿麻痹症病毒有多种毒株,被授予大英帝国女爵士的头衔。

最初,堪培拉的病毒学家弗兰克·芬纳(Frank Fenner)专门研究病毒在自然界的进化,他后来担任了世界卫生组织委员会主席。世界卫生组织负责监督在全球内消灭另一个感染人类的属系较远的痘病毒:天花病毒。多年来,澳大利亚出现了多种具有耐药性的兔子品种,不过由多发性黏液瘤病毒导致的兔子的死亡率在50％左右,到20世纪上半叶兔子的数量仍然没有恢复。对兔子数量的控制也反映了1995年兔病毒性出血热病毒被引入后的成效。兔病毒性出血热病毒,属于杯状病毒科,最初在中国被发现,澳大利亚的沃当岛当时进行的安全测试表明该病毒已经扩散到了野外,数以百万计的兔子在短短几个月之内死亡。正如多发性黏液瘤病毒,兔病毒性出血热病毒持续感染澳大利亚的兔子,但兔子对病毒的抵抗力也迅速提高。

前面介绍了对兔病毒性出血热进行生物防治的相关情况,这里还有另一种启示:当人们自行处理相关事件时会出现什么情况。退休的法国细菌学专家和院士保罗·阿曼德-德里尔(Paul Armand-Delille)为了控制其庄园内的野兔的数量,给两只兔子注射了多发性黏液瘤病毒,然后在卢瓦尔河谷的艾姆波伊斯城堡将这两只兔子放生。阿曼德坚信,病毒只存在于他的庄园附近的封闭区域内,但是在几周之内,他在 50 千米之外发现了一只死兔子,说明这种病毒已经迅速蔓延。到 1953 年,威尔士境内的兔子大量死亡。兔子在欧洲是很受欢迎的,因此这对宠物兔主人和养兔从业者来说都是一个严重的问题。幸运的是,肖普纤维瘤病毒虽然可在欧洲兔子中引起轻度、可恢复的疾病,但能预防兔子感染多发性黏液瘤病毒。肖普纤维瘤病毒作为疫苗,在北半球已经被许可使用。但由于担心该病毒可

兔子
Photo by Misha Walker on Unsplash

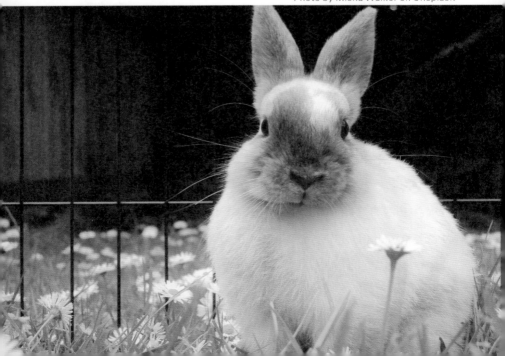

能在野外大肆传播,澳大利亚禁止使用肖普纤维瘤病毒。

阿曼德可能犯了一个错误,但是这并不能解释接下来在新西兰发现的兔子的杯状病毒。因担心是偶然放生携带病毒的兔子使病毒在澳大利亚传播,新西兰的公共卫生局进行了一次广泛的公众征询,得出的结论是,他们不会做出将感染了兔病毒性出血热的兔子放生的行为。但当地的农民们已经采取了某些措施,这种病毒从1998年开始已经在新西兰的野生兔群中存在了。当然,一旦某个国家中出现兔病毒性出血热,再采取任何控制病毒感染和传播的措施都是徒劳的,而且实际上,某些病毒的传播是有益的。显然,如果这是会感染人类的出血热病毒,人们的反应将会完全不同。

多发性黏液瘤和兔病毒性出血热都发生在当代人们对病毒性疾病了解的背景下。从某种意义上,它们也可以说明在过去(1850年以前),若人们没有采取任何的治疗或者预防措施,会引起怎样的后果。这些被密切关注的兔子导致了灾难性的后果,也告诉我们过去的某些传染性疾病(如麻疹、天花)已经传入现在的美洲和太平洋群岛,包括澳大利亚和新西兰的土著居民居住区。幸运的是,我们生活在一个关注公共卫生的时代,人们也因此受到保护,起码到目前为止是这样的。除了19

世纪蓄意传播天花来杀死原住民的事件,到目前为止我们没有发现其他任何的恶意传播人类病毒的事件。

10.8 除了引起生物恐怖,动物性传染病大流行还会造成什么损失?

确实,虽然它还没有"走向全球",但在过去 10 年左右的时间里,高致病性禽流感迅速传播,情况不容乐观。假设鸟类传染病与人类传染病情况相似,并遵循世界卫生组织的规则,即遇六级大流行——当一个新型病毒变异株在一个以上的世界卫生组织区域流行时,必须向外界公布,那么,H_5N_1 型禽流感病毒从东亚到中亚、西亚、北非和欧洲的传播则足以感染全球的家禽。估计因感染死亡和被捕杀的禽类数量在 2 亿~10 亿(经济损失约为 100 亿美元),并且这些还远未结束。如果这种病毒跨种传播,将会引起严重的全球性人类流感大流行,世界银行估计经济损失约为 300 万亿美元。

兽医们不断提防着"外来的"禽流感毒株,在发现一种外来的低致病性 H_5N_1 型禽流感病毒之后(常规检测),澳大利亚维多利亚州的监管机构捕杀了 2.4 万只鸭子。虽然低致病性

H_5N_1 型禽流感病毒对禽类和人类健康没有直接的威胁,但是令人担忧的是,它可能会发生变异,毒性也随之增大。

另一种引起动物传染病大流行的情况是,全世界各个物种的代表先聚集在一起一段时间,然后返回它们原来的国家。这种情形常见于奥林匹克运动会的马术表演,虽然按照规定,所有的马都注射了疫苗(尤其是针对流感的),但人们还是要密切监视相关的疾病症状,尤其是呼吸道疾病的症状。

顶级比赛所用的马通常乘坐飞机到达目的地,不过它们一般会先被隔离检疫。2007—2008 年澳大利亚的 H_3N_8 马流感的暴发可能是由引进的日本赛马引发的。不知何故,病毒从检疫站传播到附近马场的马匹,然后通过一个当地的赛马大会广泛传播。这种病毒还会感染一些农场的狗,尽管美国的 H_3N_8 马流感在狗中流行,但是分离株的起源是马而非狗。由于涉及约 8% 的澳大利亚马匹,为了根除感染,政府做出了屠杀马匹的决定。马产业的经济损失总计约为 3.8 亿美元,其中负责动物检疫的澳大利亚政府补偿了 3.4 亿美元。

现在,有些国家对动物检疫工作不太重视,在动物疾病的诊断和研究设施上的投入大幅减少,这可能是一个严重的错误。疾病侵袭动物会带来经济损失,这些动物除了家畜和其他常见的动物,还有不常见的、不那么被人们喜爱的动物,比如两栖类动物。"外来宠物"的流行意味着许多原本生活在野外或者动物园的动物,现在正在被世界各地的人带进私人住宅中生活。

也许纽约下水道的鳄鱼的故事是虚构的,但是缅甸蟒的放生确实扰乱了佛罗里达州大沼泽地的生态平衡。这种危害生态和本地物种食物来源的动物入侵行为,具有极大的、难以估量的二次影响,比如,对植物和昆虫授粉的影响,都会对经济造成影响。我们应当特别小心蛙壶菌,它已经使许多青蛙死亡。这种可怕的疾病被认为起源于非洲,但是现在在世界各地均有分布。

之前,澳大利亚鲍鱼的疱疹病毒感染可以通过不受监管的海鲜运输传播到世界其他地区而引发经济危机。仅在 2011 年,这种疾病导致澳大利亚的维多利亚州西南部的鲍鱼养殖者损失超过 500 万美元。随着水产养殖规模的不断扩大,我们在对各种肉制品(如香肠等)进行检疫的同时,也要注意对鱼类、软体动物(鲍鱼和牡蛎)和甲壳类动物(虾类)等的检疫。所有复杂的生物都有它们自己的病原谱,其中一些,比如脊椎动物的禽流感病毒,可能广泛分布于几种不同的物种(根据进化论推测)。

我们不仅需要考虑为人类和各种海报宣传画上的大型物种或者其他可爱的哺乳动物建立保护组织。当涉及全球生物群的整体健康时,对各种航空旅行、行为模式和经济策略带来的后果不加考虑是非常危险的。如果我们关注植物或者动物的健康,特别是从软体动物和鱼类到哺乳动物的整体健康,就会发现的确如此。我们将面临第六次物种大灭绝,而这些物种早已在地球上存在很久。可以预测这会是一次人类活动造成的物种灭绝,人们不抓紧保护濒危动物和对短期经济目标的沉迷是主要原因。

10.9　面对人类疾病大流行与动物疾病大流行,人们采取的措施完全不同吗?

是的,面对人类疾病大流行与动物疾病大流行,我们采取的措施完全不同。限制牛和鲍鱼的活动范围是比较容易的,但如果我们考虑对人类采用同样的方法来处理,实际情况会很困难。取消国际航班的成本太大了,即使在一个国家出现了季节性流感暴发疫情，我们一般也不会那样做。在 SARS 流行的高峰期，当病毒还未确定时，从东亚到美国、欧洲、澳大利亚等地的航班并没有取消。可是当我们意识到这个问题时再去采取措施则往往为时已晚，就像 2009 年的甲型 H_1N_1 流感事件。

这并不意味着我们没有做任何事。我们会对机组乘务员进行培训，以便他们能及时发现感到不舒服的乘客，并将乘客转移到检疫局，检查是否有明显的疾病症状。如前所述，SARS 流行时期，许多机场都配备了为入境乘客测量体温的仪器。这一直持续到 2009 年的甲型 H_1N_1 流感时期，但以目前的经验来看，测量体温发挥的作用不大，尤其是当患者数很少的时候。测量体温的仪器还会对人造成一定的心理影响，某些情况下可能适得其反：如人们在旅行时通过服用非处方药来降低体温帮助其掩盖症状，特别是当他们感觉不大舒服并且想从远方赶回家时。当谈到类似流感的传染性疾病时，由于遗传或者其他原因，在任何特定的时间里我们都有不同程度的易感性。即使只有轻微流感症状的人也可能会把病毒传染给别人引起他人患病。

10.10 返乡的游客会被动物携带的病原体感染吗?

游客是可能被此类病原体感染的,正如我们所讨论的,由蚊子传播的西尼罗河病毒是通过一个亚临床感染(隐性感染)的旅行者被带到纽约市的,这种病毒对人类、马和禽类,特别是乌鸦和喜鹊,是致命性的。此外,一些较大的寄生虫,像绦虫,具有复杂的生命周期,其中涉及人类和其他动物。然而,这些似乎都不会引起疾病暴发,更不用说大流行。同样地,当甲型 H_3N_8 流感病毒由美国的马匹传播开来,接着便引起了美国猎犬和其他犬种的地方性感染,但是这种病毒还没有被发现会感染人类。另一方面,在猪体内循环的流感病毒与在人类体内发现的流感病毒本质上是相同的。这可能是一个类似于"先有蛋还是先有鸡"的争论,但是 2012 年美国农业博览会上变种的 H_3N_2 病毒从猪传播到人类很好地解释了这种病毒传播是怎样进行的。

10.11 外来动物携带的病原体能感染人类吗?

至少对于哺乳动物来说这是有可能发生的。人们在各大洲之间运输动物时通常需要经过严格的健康检查和检疫。比如,澳大利亚几乎没有狂犬病,但是这种疾病在美国的野生动物(如浣熊和狐狸)中存在并流行。那些跨越南太平洋、长途空运过来的宠物狗和猫必须具有有效的狂犬病疫苗接种证书,并且在抵达后要隔离30天。因此将狗和猫运到澳大利亚和新西兰可能需要花费1000~1500美元。

当然,令人担忧的还有非法进口的动物。1999年西尼罗河病毒侵入美国就是这样的案例。据说是一只受感染的鸟,被走私到美国后,又被一只蚊子咬了一口,因此引发疾病大流行。像印度尼西亚和澳大利亚这样的国家都是禁止本地鹦鹉出口的,这些物种的出口是非法的。在印度尼西亚出售的鸟类通常来自新加坡,因为在新加坡人们可以利用船只或者陆地交通工具(在马来西亚中转)来运输鸟类。在澳大利亚这样的岛国上,有些人会先将鸟类麻醉,再把小鸟(如虎皮鹦鹉)藏到衣服下面带出澳大利亚。这些人的行为就是"鹦鹉走私犯"的行为。鹦鹉会携带能引起呼吸道感染的鹦鹉热衣原体,这曾引起过很大的恐慌。在1929—1930年,几个美国人曾因感染鹦鹉热而死亡。但是人们可以通过使用抗生素将这种病原体杀死,且不会造成大流行。

两栖动物和爬行动物也会出现在偶尔感染人类的虫媒病毒的生命周期中。此外,除了摄入滤食动物(由于海水受污染,这些滤食动物常携带甲肝病毒等能感染人类的病原体,如牡蛎、蛤蜊等)这一方式外,感染病毒的冷血动物一般不会将病原体传播给哺乳动物。如果被一种外来的宠物如蜥蜴咬伤,会出现真菌和细菌(特别是沙门氏菌)感染的问题,不过这样的问题也可以通过使用抗生素来解决,且不会引起人与人之间的传播。

10.12 进口动物或其他产品携带的病原体等能感染人类吗?

是的,进口动物或其他产品携带的病原体确实能感染人类。这就是为什么建议孕妇不要食用进口的软奶酪,这种奶酪如果不经过充分消毒,可能会携带李斯特菌,这种细菌可能导致孕妇发热甚至流产。食用未煮熟的鸡蛋或没有妥善处理过的家禽类食物会引起沙门氏菌感染,但是这种疾病的发生通常局限在某个特定的国家或地区,一般不会引起人与人之间的传播。

10.13　小结

涉及人类的传染病暴发、流行甚至大流行,都会造成巨大的经济损失。动物性病原体也是如此,如果不是刻意为之,动物性疾病也不太可能跨越一个洲的边界,向另一个洲传播。一般来说,不能放松对进口的、高风险食物和活体动物的检疫。对进口的海洋生物投入更多的关注是百利而无一害的。当面对各种动物的国际流通时,加强国际合作,加强对出入境动物的检疫还是相当重要的。

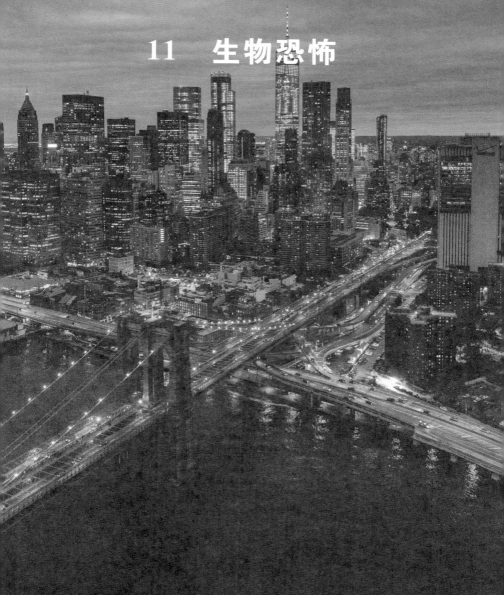

11 生物恐怖

11.1 恐怖分子会制造一场疾病大流行吗？

这确实是一个值得大家担忧的问题。恐怖分子们的暴力行为是很危险的。制造一场疾病大流行，顾名思义就是将病原体如甲型流感病毒迅速播散至各处。自 2001 年 9 月 11 日以来，在世界各地发生的事件中，恐怖分子几乎为所欲为，包括自杀式的恐怖事件。

我个人是不太相信恐怖分子会制造一场疾病大流行的。那些鼓动年轻人为了追求某种"正义"事业而牺牲的核心人物总会小心地保护好自己。他们所谓的理性思考大概是，如果组织的核心被消灭，就没有什么行动意义了，也就没有人能领导他们去追求预定的目标了。

但是，正如之前巴基斯坦和尼日利亚发生的医务人员被枪杀事件，生物恐怖无疑受到世界各国政府的高度重视，特别是在美国、英国、俄罗斯等曾一再遭受重大恐怖袭击的国家。美国疾控中心列出了约 150 种可能被用作生化武器的传染性病原体。然而，即使恐怖分子能够获得病毒和细菌（其中部分病毒和细菌极易获得），他们也需要掌握先进的技术并使用相关的实验室设备来大量生产这些病原体。除此之外,他们还要将病原体散布到人群中。虽然这些病原体带来的传染病大部分都很可怕,但并不是全都能快速传播。

在战场上,恐怖分子会通过使用携带大剂量病原体的炸弹等来制造生物恐怖。如果风向合适的话,他们有时会利用携带病原体的气溶胶来传播疾病。但一般认为生化武器(如第一次世界大战中军队使用的毒气),最终是不被人们接受的,因为这是有悖伦理和道德的。使用生化武器有时也被当作一种政治施压手段,这是由于生化武器的杀伤力是不可预测的,可用于制造恐慌。

第二次世界大战到之后的冷战初期,美国、英国和俄罗斯均有生化武器计划,但由于国际公约(《禁止细菌(生物)及毒素武器的发展、生产及储存以及销毁这类武器的公约》,简称《禁止生物武器公约》)禁止发展、生产、储存细菌(生物)并主张销毁生化武器,对这些材料的制造、储存和测试于 1975 年终止。该公约由多个国家共同签署,从那以后,各国资助的研究工作都要求致力于研究如何保护人类,而不是攻击人类群体。

11.2 为何与恐怖主义相比，美国政府更担心生化武器？

尽管一个小的恐怖分子组织能够在局部地区进行某些方式的袭击，但从美国"9·11"事件后的炭疽流行事件来看，人们很难了解他们是如何有选择地引发疾病大流行的。虽然这并不是不可能的，但可能性并不大。苏联生化武器研究者肯·阿历贝克(Ken Alibeck)曾提出了一个可怕的设想，他认为可能有一部分苏联生产的"武器化"的感染性病原体并没有被摧毁，而是落入恐怖分子或黑手党手中。再者，哪怕是最不靠谱的组织，会发起可能给他们的家族群体带来危险的疾病大流行吗？当然，涉案人员可能并未意识到生化武器存在的危险，忽略了其可能产生的继发效应。

需要引起警惕的是，牛痘疫苗是减毒活疫苗，被用于消灭自然发生的天花。牛痘病毒体积大而利于操控，作为某些实验的免疫策略的一部分，在实验室中通常被用作"病毒载体"来传递其他病原体的基因。我们自己的研究小组就会利用牛痘病毒菌株来对其他病毒(如包括流感病毒在内的几种病毒)进行免疫分析。在非人类灵长类动物和小范围人群中，表达艾滋病病毒蛋白的牛痘病毒菌株被称为潜在的免疫原。

11.3　为何天花病毒能被用于生物恐怖活动呢?

　　1979 年,世界卫生组织宣布在全世界范围消灭天花。随
之而来的是,在 20 世纪 70 年代后出生且没有接种过天花疫苗
的人都可能缺乏对天花的免疫力。此外,到 20 世纪 60 年代,
天花只存在于少数几个发展中国家。对于西方人而言,只有那

戴防毒面具的士兵
Photo by Specna Arms on Unsplash

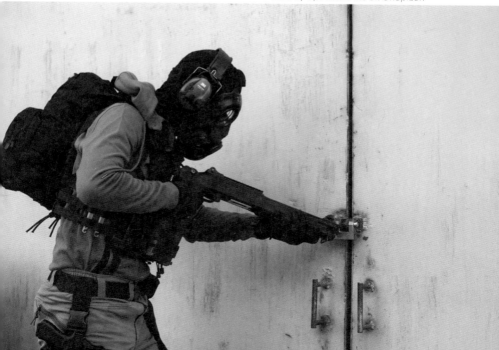

些到仍有天花流行的地方旅行的人才可能接种过疫苗,大多数人因此而存在被感染的风险。这也是天花(重型天花)病毒仍然是国家公共卫生机构关注的病原体的原因。

从 1979 年起,几乎所有的天花病毒库都被摧毁。尽管如此,也有人担心可能仍有部分天花病毒冻存于一些不为人知的实验室中。此外,天花病毒的基因片段测序已经完成。

和牛痘病毒一样,天花病毒既容易在实验室里生长,又耐寒,因为它能够抵抗温度及环境的影响。储存的病毒形成的气溶胶浓度增大到一定程度时就能够通过空气传播,所以只有在经过认证的安全系数极高的实验室中处理这些病原体才是安全的,否则会导致实验室传播。运输牛痘疫苗的过程中需要使用冷冻干燥器。冷冻干燥器常被用于商业化生产,可延长食品的保质期。

这种疾病是非常容易传播的,如果在全球的多个地方释放,将不可避免地引发新的大流行。那么,我们有什么保护措施吗?首先,我们有长期有效应对这种疾病的经验。天花的特点是出现明显的皮肤损害(痘疱),这在临床上很容易辨识,所以在任何具有公共卫生意识的地区,天花患者都将会被迅速隔离。尽管天花是一种很恐怖的疾病,但天花并不总是致命的,即使在临床护理、营养和卫生条件很差的情况下,仍有超过60%的感染者能存活下来。另外,尽管天花能够通过呼吸道传播,但这一般需要长期的密切接触,并且在痘疱变得很明显之前,患者的传染性并不强。此外,疫苗仍然可以使用,并可定期给从事病毒变异体研究的人员接种疫苗。牛痘疫苗是人类可用的疫苗,可大量生产并保存。

即使在天花仍肆虐全球的时候,任何对未染病群体的入侵都可以被迅速识别,并且可以通过检疫和接种疫苗控制感染。有计划地犯罪性地导致天花重现是可怕的,尤其是因为其能在精神上击垮人们,但是我们有理由相信,哪怕它发生在多个地方,人们也会进行有效应对,疫情也会在许多人失去生命之前得到控制。唯一值得担心的问题是由于出现某种新型的天花病毒株而导致疫苗无效。

几年前,小鼠的基因操纵为科学界敲响了警钟,鼠痘病毒在无意间发生了变异,变异的病毒不能被先前的免疫机制清除。然而,研究这种病毒需要满足严苛的条件,这仅能在国家级的实验室或者是实力雄厚的私人实验室实现。此外,除非是集体自杀计划,否则负责研究的团队必须开发新的保护性疫苗。

11.4 关于炭疽我们了解多少呢？

"9·11"事件后不久,含有炭疽杆菌孢子粉末的信封通过美国邮政服务寄给了许多知名人士,包括两名美国民主党议员汤姆·达施勒(Tom Daschle)和帕特里克·莱希(Patrick Leahy),两位都是著名的自由主义者。这一事件中共有 22 人被临床诊断出受到了感染,包括一些邮政服务人员,并且有 5 人死亡。

这一事件证明炭疽杆菌是一种极其危险的生化武器。如果这种情况再次发生,由于通信网络的普及,人们会采取相应的措施,产生的破坏力可能会小于 2001 年的事件。然而,一个简单的装着白色粉末的信封会导致一个办公室甚至一栋楼的人们撤离,这将成为紧急事件而被警察或法院调查。如果此时有人将滑石粉、石膏或面粉作为制造混乱的恶作剧材料,也将会面临严重处罚。

2001 年恐怖袭击中所用的炭疽杆菌很快被鉴定为是只有研究中心才有的"埃姆斯"菌株(Ames strain)。到 2005 年,美国联邦调查局将大部分注意力集中在了微生物学家布鲁斯·

艾文斯(Bruce Ivins)的身上,他在马里兰州迪特里克港的美国陆军传染病医学研究所工作,那里戒备森严。虽然我未曾见过艾文斯,但多年来我认识了许多来自美国陆军传染病医学研究所的科学家,我从未怀疑过他们,因为他们的职责是预防传染病,而不是引起传染病。特别是在美国陆军传染病医学研究所和武装部队医学科学研究所(位于泰国曼谷的)工作的人员,他们为热带和亚热带传染病(如登革热)的研究做了大量的工作。

布鲁斯·艾文斯于2008年自杀身亡,所以这个悬案从未经过法院审理。美国的法律中有无罪推定原则。艾文斯事件可能会成为好莱坞电影的素材,一些看似有权力的人有可能接触到危险物品,无论是病毒还是核物质,这就是为什么我们要持续关注他们。

11.5　你能想象其他新型流行病大流行的场景吗?

可能还会有很多,但我不想让这种猜测成为幸灾乐祸者的想法。所有从事危险感染源工作的人必须保持警惕,无论是当地还是全球,如果他们有任何实际顾虑,就应与安全机构的代表联系。保护同伴是人之常情。但是,在这个多变的社会环境中,少数被孤立的"古怪"分子可能会对流行病感兴趣,进行调查的人就需要采取措施保护自己,包括伪装。

有些人认为能够通过减少地球上的人口数来保护环境,限制人类活动以改善气候变化。实现世界的可持续发展应该考虑到我们所有人,而我们需要做的是促进社会公平、合作、约束、创新和相互尊重。

在重大政治问题上,我们不应该只是简单地对极端言论不予理会,而是应该时刻关注有关流行病的最新消息。

11.6 生物恐怖能够引起大流行吗?

小范围的生物恐怖行动,如通过邮件传播炭疽杆菌孢子,把肉毒杆菌投入水库或是通过空调系统传播恶性传染病的病原体确实会对人类造成威胁。但说到故意引发人类传染病大流行,我个人感觉可能引发这些事件的过程过于复杂(如让天花传播)或是影响范围太难预料(如流感),恐怖分子更乐意谋划那些要求不太高、更容易实现和被证实的策略来引起大量媒体关注和报道。总的来说,除非双方对抗非常激烈并要求在短距离内实施,恐怖分子在伤害他人时更直接的目的在于让人们意识到某些"不公平"或是"所谓的正义"。如果某些恐怖分子成功地引发流感大流行,那么变成新闻的将是这种疾病而不是他们所想表达的"不满"。

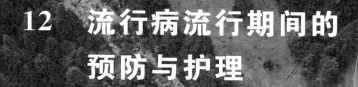

12 流行病流行期间的预防与护理

12.1 我们可以采取哪些措施来降低流行病的危险性?

尽管流行病具有不可预测性,但当涉及个人安全和责任时,有些事情还是值得我们考虑的。首先就是成为一个安全的国际旅行者,这样你就不会把传染病带回自己的国家,既能保护自己免受疾病的侵袭,也能防止自己将疾病传染给他人。尽管政府已经对相关人群进行了有效的疫苗接种,但这并不能预防新型病原体的感染,为确保你能享受一个顺利的假期或者商务旅行,以下建议望采纳。

如果你要去非洲进行野生动物狩猎旅行,那么你要提前2~3个月去医院(或你的私人医生)那里检查你的疫苗接种情况,必要时加强接种以确保体内抗体达到较高水平。对于在发展中国家旅行的人,应确保已在儿童时期完成了标准的免疫接种程序。如麻疹或流行性腮腺炎,由于群体免疫的关系,这类疾病在西方国家并不常见,以至于少数父母会拒绝给他们的孩子接种相应的疫苗,那么儿童或青少年一旦感染了这些疾病将会导致严重的后果。如果你年纪较小而且你的父母喜欢或曾经喜欢非传统的生活方式,那么你应该直接向他们询问你个人的免疫接种史。还有一种可能是,尽管早期已经接种了疫苗,你的免疫水平也会逐步下降,那么你应当加强免疫接种。

如果你去综合性医院,在那里没有你的近期接种记录,医生和护士会坚持让你接种疫苗(或加强接种),这样就可以获得必要的免疫力。在理论上,所有的接种程序都应该在你登机前3～4周完成,因为这是获得充足的免疫力所需的时间。对于疫苗接种来说,任何时候接种都不晚。即使在出发前最后一分钟,你都应该想到这一点。即使你以前从未接种过某种疫苗,接种后5～10天也可以获得一定水平的抗体,而增强的、现有的免疫反应将会更快地减弱。旅行诊所可以卖给你一些肠胃药,如用来治疗旅行者腹泻(由大肠杆菌导致的)的抗生素、降低胃肠动力的药物、用来恢复体液平衡的药物等。

对于老年人,应考虑到由于年龄增长而导致的免疫力下降。其机体对疫苗的免疫应答能力不如年轻人,面对新型传染病时属于高危人群。在热带或亚热带地区的国家,疟疾是由蚊媒传播的,所以应该携带防蚊装备去旅行。根据你的旅程,也许很有必要在到达目的地之前就开始服用抗疟疾药物。总之,你要去哪里以及什么时候去,这些都要提前想清楚,出发前要做好准备。避免在湿热的季节去热带地区,因为过多的雨水不仅会让你无法前往景区，而且积水也会招来更多的蚊子。穿长裤、长袖上衣、鞋子、袜子可以避免被叮咬（包括昆虫和蛇），同时也可以减少较高强度的紫外线对皮肤造成的伤害。在你制定旅行计划后准备出发时，应到疾控中心和世界卫生组织的相关网站以及你所在地区的外事部门（美国为州政府）核查旅游警告。

我的很多从事传染病医疗工作的同事在他们要前往亚洲时，会携带用来对抗已知流感毒株的一种或多种抗病毒药物。虽然这些药物属于处方药，但为了预防流感，在家中可备一些。一旦流感蔓延，药店的抗流感药物会很快被抢购一空。如果你去国外时携带了抗病毒药物，身体不适时不要靠自我诊断，应该去看医生，因为你可能患有疟疾，但你自己却认为是流感。

对于那些经常和陌生人发生性关系的人，应该使用避孕用品并尽可能对自己的行为负责。过度饮酒会使我们很容易做一些愚蠢的事情。必须避免使用不洁的针头，任何情况下，都不要注射毒品。因为经血液传播的传染病病毒（HIV、乙型和丙型肝炎病毒），可以通过注射传播，这是主要的危险因素，同时经虫媒传播的病原体（登革热病毒、奇昆古尼亚病毒、日本乙型脑炎病毒）在人体内也可以持续存在 5～10 天。除此之外，因非法使用毒品而被逮捕会使你陷入可怕的麻烦中,特别是在东南亚国家。无论你持有哪个国家的护照,你都将面临该国法律的制裁。注意在某些国家,由于狂犬病流行,被普通的动物咬伤可能也很危险。

　　你真的相信文身师会使用消毒的针头吗? 即便针头是干净的,那墨水呢? 例如:为了确保它们没有被龟分枝杆菌(会导致严重的皮肤感染)污染,它们是如何被消毒的? 这还只是美国的情况,更不用说其他一些卫生状况更差的国家。

旅行者
Photo by Erik Odiin on Unsplash

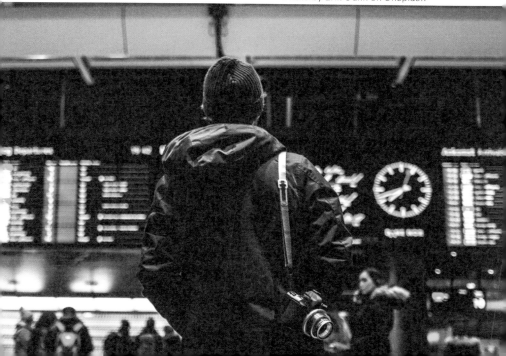

12.2 如果在旅行期间生病了，该怎么办？

在生病当天立即寻求帮助！当地的医疗人员对他们所在
地区流行的传染病会很熟悉。你所在酒店的经营者或者你的
旅行组织者应该可以安排医疗帮助。如果你在回来的航班上
生病了，应告知机组乘务员，他们会确保着陆时你可以获得医
疗帮助并通知相关部门。如果有人被感染了，所有的乘客都要
进行检疫，此时应欣然接受并给予支持。

12.3 如果回家后出现了临床症状，该怎么办？

你回家后，根据当地卫生部门的工作机制，可以咨询你的
私人保健医生或内科大夫。传染性疾病，尤其是细菌性传染病
能很快致人死亡。你咨询的人必须拥有良好的医学背景和从
医资质。当你遇到慢性疾病或持续性疼痛时，你可能认为温和
的顺势疗法和求助于按摩师会更有用，然而有些按摩师并没有
经过专业的培训，也不知该如何科学地应对急性传染病。

尽管我们从天然的植物中提取到了一些很好的药物（如洋

地黄、奎宁等），这些传统的药物在以往瘟疫席卷欧洲时十分有效，但是对于急性传染病，首先要做的是进行精确的实验室诊断、使用处方药以及让患者入住传染病病房接受快速的治疗。在传染病病房你可以获得最好的医疗救治，同时也会得到接受过多年相关教育和经验丰富的医生、护士的照料。美国的传染病医生除了在医学院校学习 5～7 年，他们还会进一步接受5～6年的专业培训。接下来，对于热带医学专业的执业护士和医生，会有持续 1～3 个月的短期强化课程。和任何一个专业一样，实习生见到的患者越多，他们就越有可能得到正确的结论。

如果你去过有地方病的地区，引起高热和虚弱最有可能的原因是疟疾，而且有可能是由耐药株引起的，而不是通过接触你所携带的任何物品感染的。告诉医生你的旅行史，必要时提出疟疾的相关问题，因为西方国家的医生很少见过这种疾病。疟疾会快速致人死亡。另一方面，你可能已被经虫媒传染的病毒感染了却没有意识到你曾被叮咬过，所以使用防护剂和睡在装有纱门和纱窗的房间或者使用蚊帐是很重要的。如果你突然发热或者感到沉闷，应让你的医生和你身边的人帮你查看，确定你身上没有出血或出现神经性疾病的症状。严重的头痛、视线模糊、颈部僵硬、不同程度的麻痹或无力都可能是病毒性或细菌性脑膜炎的早期症状。不是所有的引起脑部感染的传染病都是经虫媒传播的,如脊髓灰质炎和其他的肠道病毒也会导致脑部感染。

如果你在境外传染病流行的地区旅行后出现了严重的呼吸道症状,建议你不要直接去医生的候诊室或者医院的急诊室,而是应该给你的私人医生打电话,或者打急救电话。他们会安排有经验的专业人员进行诊治。必要时,他们会给你安排高级护理人员和使用安全系数高的设备。家庭成员和其他与你有过密切接触的人也可能需要进行隔离。理想情况下,会有一个广为人知的电话号码,以备你在这种情况下立即拨打咨询。但资源通常是有限的,可能还没有这种机制存在。当你去医院时,可以询问医生:如果我回来之后有紧急情况应该跟谁打电话?

12.4 除了做一个有责任的旅行者以外,我们还可以做些什么?

也许我们从不出国旅行,但我们可以做一些事情来降低疾病大流行的可能性及其带来的危害。但这不是一件容易的事：在没有任何明显威胁的时候我们会放松警惕，这是社会的常态。我们需要克服这种本能的倾向并随时做好准备。当出现潜在的流行性疾病时，主要借助持续有力的社会研究来诊断和处理已有及新发传染病。

教育通常也非常重要。每个人都应该知道病毒和其他病原体是如何传播的。我们也需要知道传染病和免疫力的性质，包括疫苗的作用机制和我们如何通过维持良好的群体免疫水平获得保护。例如，每个孩子(和家长)都应该注意基本的个人卫生，特别是掌握咳嗽礼仪和手部卫生的基本知识。

同样重要的是，负责国际检疫的机构应保证高标准并且有足够的成员对此负责，同时确保各级政府组织的公共卫生活动持续得到相应的支持。在美国，主要的联邦机构是美国公共卫生署的授权机构和亚特兰大国家疾控中心的中心实验室。这是良好的国家资源，它也可以在全球范围内运转，例如监测在非洲暴发的埃博拉疫情和作为世界卫生组织的流感参考中心。大流行是世界范围的，与单独某个国家的政策无关。

正如在美国，消灭天花的总费用两年内就可以弥补回来。

用同样的方法处理小儿麻痹症和麻疹也将会带来很好的回报。由于受到政府、企业、私人慈善机构的捐赠，全球疫苗免疫联盟自发承担起挽救人们生命和保护贫困国家儿童健康的义务。正如联合国千年发展目标所陈述的那样，提供普通有效的疫苗是最便宜且最有效的机制。

公共卫生从根本上来说不是私营部门的职责，尽管医学科学家、诊断人员、传染病医生确实使用了大量医疗产品（手套、口罩、培养皿、高科技设备、实验室试剂等）。例如美国在秘密通信监测上花费巨大，原因是要阻止恐怖袭击。然而，这让人怀疑是否有恐怖组织会引起像1918—1919年流感大流行那样全国或全球性的致死事件。当然，如果有恐怖组织选择使用一些高传染性的生化武器，我们的边境防御将更多地依靠公共卫生机构和军队。

12.5 是否存在有用的措施，在当地社区能够实施？

有的，特别是在美国。各种各样的公共卫生活动被转移到州、郡、市政府、教育局等。如果你直接参与当地任何级别的公共卫生活动，就可以向相关部门询问公共卫生事件如灭蚊、捕鼠、确保儿童疫苗接种、地区诊断实验室的维护等是否受到应有的重视。尽管这些职责的重要性对于大多数人来说是显而易见的,但在实际生活中肯定还有不同的观点。

　　如果就职于当地议会、教育局、安全委员会,应确认对于流行性疾病已有充分的了解。如果没有,应设法进行相关的准备。这些准备措施在 H_5N_1 禽流感肆虐期间就已经发展成熟。我们也可以检查已拟订的计划中的策略是否适用于当前。各责任方是否了解他们的职责并获得必要的资源? 他们是否明

救护车
Photo by Jonnica Hill on Unsplash

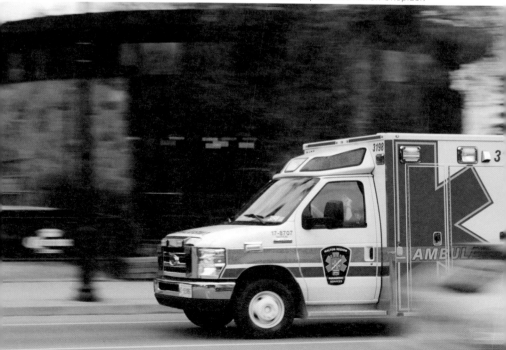

了自己所扮演的角色？上至州和联邦当局，下至广泛的社区，它们之间的通信方式是怎样的？

如果突然出现大灾难，人们应该密切注意哪些东西？他们是否知道通过使用紧急收音波段或者手机应用程序等方式来获取信息？对学校、警局、医院等涉及食品和药品分配的相关单位以及老师、警察、医生等相关人员如何提供资金并进行分配？为了确保供水安全，可采取哪些必要的措施？是否进行过应急演练？一旦严重的威胁解除了，这些注意事项将被遗忘，束之高阁。自由的代价就是永恒的警戒，这句话也适用于防范传染性疾病的入侵。

12.6　流行病暴发时，我们应如何保护自己的家人？

我们要熟悉咨询电话。首先，要做好预防各种自然灾害如地震、洪水、雪灾的准备。有很多官方网站会提供有效的、实用的建议，其中大多数都是具有常识性的建议。流行病和地震的不同在于危险期持续的时间不同，前者持续的时间长达几个月，而后者只是几个小时或几天。个人防护最好能坚持到相关责任部门为其提供食物和安全庇护。

常见的措施就是储存保质期较长的粮食、干净的饮用水、手电筒及电池、保暖的衣物等。每个家庭还应该备有一些医疗物资(如电子体温计等)。任何可控制感染的材料,如手消毒剂、消毒毛巾都是必要的,但要了解其成分并且认识到醇基产品(除了和苯扎氯铵混合的)对于某些病毒(如诺如病毒)是相对无效的。纸巾也是常用的。储存一些供医疗用的乳胶手套是值得做的,但需要定期对储存的物品进行检查,以防它们损坏。塑料袋可用来密封废弃物。

关于特定药品,你能做的并不多。虽然从感冒药中调出一些阿司匹林提供给儿童是很重要的,但这些药物大多只能用于缓解症状。家庭常备的药品也包括可以长期保存的口服补液盐。口服补液盐可以纠正由于体液大量丢失而导致的水和电解质紊乱,如严重的腹泻。

一旦传染病开始流行,首先就是要服从公共卫生署的领导。查看政府网站里提供的相关信息并听取责任当局通过媒体(如广播)给出的建议,避免不可靠的信息来源。

这时我们需要倾听权威的电台的主持人对于流行病的解说,也许这并不是我们平时喜欢收听的电台节目。我们要遵守相关规定,若出现相关情况,一定要及时向相关部门汇报,以便尽早确诊患者和对患者进行治疗。

遗憾的是,如果我们遇到的流行病是由全新的传染性病原体导致的,那就不会立即有有效的药物和疫苗供应。当要进行预防时,库存的药物,如在 H_5N_1 禽流感肆虐期间政府购买的抗流感病毒的药物,将优先供给海关人员、检疫人员、警察、医疗部门人员、食品供应商等。新疫苗的初次使用也是如此。我个人的观点就是:面对快速传播的严重的流行病,特别是当儿童被感染时,上述策略会引起公众的反疫苗情绪。因为疫苗是定量供应的,人们需要但无法获得时就会很愤怒。

大部分问题是相似的,为了对抗从猪(或禽类)传染给人的甲型 H_1N_1 流感病毒,经过临床试验确认可行的甲型 H_1N_1 流感疫苗才能进入大批量生产阶段。但这不适用于对我们来说完全陌生的疾病,除非相关部门如美国食品药品监督管理局准备绕开从 1 期(安全性)到 3 期(显著的有效性)的安全试验流程。面对快速传播的可怕的病毒,如果疫苗是由标准的重组DNA 的方法合成的单细胞蛋白组成的,就需要再进行风险效益评估,临床试验和风险效益评估都通过后,该疫苗才能投入使用。

　　一般来说,那些反对使用疫苗,对疫苗的生产、审查、使用管理部门存疑的人都会有这样的疑问:"如果疫苗的研发和生产能力有限,而这时恰好又遇到了严重的由新型病原体导致的流行病,我们该怎么办?"其实疫苗是需要经过多年的积累才能研发出来的,不能未经任何环节就开始随便生产。疫苗也是我们国家防御的一部分,它们应该被广大群众和政要人员重视。

　　首先,应该注重咳嗽礼仪。不要随地吐痰,在有些国家这是一种社会规范。用肥皂进行规范的洗手被证实是有用的。虽然口罩并不是万能的,但是它有一定的功能,人们也很容易获得并使用。如工人佩戴的用于阻挡灰尘的 N95 型口罩,它可能有一定的功能但功能并不完善。虽然普通的口罩可以减少接触病原体或传播疾病的可能性,但真正安全的口罩应当能够独立地供给已过滤的空气。依赖于不散热、笨重且不舒适的装备,可能会由于人为的失误带来危害。在很多国家,佩戴口罩被当作是近期患有呼吸道传染病的标志,可以此警示他人并减少疾病传播的可能性。

　　具有显著保护作用的措施就是远离拥挤的地方和公共交通设施。如果你感觉不舒服就不要去上班。与 1918—1919 年流感大流行期间相比,在发达国家,大多数人意识到要避免密切接触,这使得防病状况比之前要好得多。对于我们来说,居住在更大的空间并拥有自己的汽车,保持有效的社交隔离会容易得多。电子邮件和网络的使用意味着很多人可以在家学习或工作。

如果疫情发生,当地政府应该会迅速关闭学校和幼儿园。但如果父母为了能方便照顾孩子,带着自己的孩子一起去上班,那么这种本来有效的策略将会变得无效。如果你在乡间有一套独立的房子,并且那里没有交通禁令,那这正是去度长假的好时候,但是要确保你有良好的网络设备以方便随时与他人联系。总之,对于每个人来说,最必要的是理解传染病是如何传播的,并掌握一些可以减少传播风险的基本措施。了解现实并理解各种规则和建议背后的内容对理性且有责任感的人来说是最好的保护。

12.7   保持"过度干净"有助于预防流行病吗?

其实不适用。我们所说的"过度干净"是基于这样一个观点,即正常的环境感染可以让孩子正在发育的免疫系统得到"锻炼"。尽管在家中培养良好的卫生习惯、确保每个人能很好地理解传染病的特性及传播特点是很重要且不容忽视的,但是儿童确实需要"肮脏"的环境。

在"过度干净"的假设中,基本的观点是:早期逐步暴露的一些传染病有助于破坏"畸形"免疫力途径(这种途径会限制免疫力的增强)。例如,暴露于花粉或家庭里的尘螨就会导致哮喘。生活在"传统环境"中的儿童患哮喘的可能性比那些从小就生活在相对封闭和优越的环境中的儿童要小得多。有一种可行的办法,那就是给每个生活在美国的曼哈顿公寓里的儿童一剂蛔虫卵①。伍迪·艾伦(Woody Allen)毫无疑问会做这些事情,或许只有那些孩子们才了解真相。我们有些人可能还记得这首诗:

没有人爱我,每个人都恨我

认为我将要离开去吃虫子

长虫子、短虫子、胖虫子、瘦虫子

看它们如何爬行和蠕动……

---

① 蛔虫感染可以高效地诱导人体产生长期的有益的免疫力,目前也有研究表明蛔虫感染可以帮助人体对抗炎症性肠病。——译者注

一些自身免疫性疾病,特别是克罗恩病(Crohn's disease),也被提及有用同样的方法治愈的可能性。从长期来看,更好的方法可能就是持续解决潜在的问题,这样我们就能研究出一些更好的治疗药物或方法。

尽管如此,年轻人可能也需要面对"环境中"的昆虫和细菌,最佳的选择就是及时接种相应的疫苗。百日咳、白喉、麻疹、破伤风等是非常严重的疾病,因为它们会导致长期的严重的并发症。面对传染性疾病,重要的不是我们"感受"到了什么,而是我们应该想什么、做什么。

12.8　如果在大流行期间被传染了,我们如何寻求帮助?

如果传染病发生在早期,并且你所在的城镇还没有出现这类患者,就应该利用现有的医疗资源进行疾病的诊断和尽可能地开展救治。但如果这种疾病已经广泛流行了,医疗人员已经很疲惫(或自身体弱),并且整体情形很糟糕,最有效的就是参考权威网站提供的建议。个人需要遵守公共卫生部门的规定。你可以通过给指定的热线打电话或者发短信与专业人士进行交流。正如之前所讨论的那样——遵医嘱。2012—2013 年冬季流感暴发期间,美国费城和秘鲁的医院搭建了临时的帐篷,用来处置有呼吸道传染病的患者。

如果医院和其他医疗服务机构人满为患,那就保持安静、避免饮酒、保持卫生,尽可能采取措施,避免把疾病传染给家人和周围的人。不要认为自己年轻力壮就不会患严重的疾病,特别是当面对新型的流行病时。流感最坏的状况通常出现在身强体壮的人身上,这是强烈的免疫应答导致的。强壮的人更容易发生细胞因子介导的感染性休克,这可能会很快致死。

如果你患病后康复了,你可能会获得永久的免疫力。如果这种疾病还处于活跃状态,你的这种免疫力会很重要。首先要确认你真的患了正在流行的传染病,这需要经过专业的诊断。如果经诊断确认你不会被这种传染病感染,你就可以毫无顾虑地照顾其他患者。如果你的血清中含有高水平的抗体,那么为了保护和治疗其他患者,将这种抗体给予其他人是很有意义的。如果你在大流行早期就被感染了,科学家们可能会设法提取你的白细胞来为人类单克隆抗体的获得提供基因材料。这种试剂经临床试验最后会被大量生产并如免疫血清那样使用。

12.9　小结

我们不要恐慌,要明智地行动,认真听取权威部门给出的关于流行性疾病的意见和建议。相关部门如果不知道实际情况,是不可能在面对流行性疾病时快速建立严格的规则的。显而易见,及时获取由公共卫生部门发出的各种警告和提出的建议是非常重要的。现在,手机、平板电脑、手提电脑给我们的生活带来了巨大的便利,它们能让我们获得可靠的信息,而不再纠结于那些在网上和收音机里散播的谣言。

造谣媒体或组织会引起人们的恐慌和愤怒,但它们是不会起任何作用的。纵观历史,找替罪羊是很无趣的。在中世纪,犹太人、独居的女人以及任何与众不同的人被错误地认为传播了瘟疫而受到责备,却没有人将矛头指向老鼠和跳蚤。

20 世纪两场最糟糕的疾病大流行值得人们铭记:AIDS 和乙肝。它们因刚开始发展缓慢而没有受到关注。尽管有人存在抵触情绪,如同性恋者和性解放者,但这种价值判断不是我们在处理新发传染病时所要做的。一个好的公共卫生机构应该为相关人员提供避孕套、干净的针头、免费的医疗保健,禁止

毒品,以利于减少疾病的传播。应该从对疾病大流行的因果关
系分析出发而不能单凭信仰来进行判断。如果你对这些事件
有公开发言权,那么你的发言应该是有理有据的。

　　在任何一种自然灾难到来之前,做好基本物资的储备是可
行的。但这并不意味着要开启极端的"生存主义"模式。另外,
采取一些预防措施可以起到一定的防御作用。病原体很可能
以液体或气溶胶的形式传播。保持人与人之间的距离和避免
去拥挤的场所(如电影院和购物广场)是很重要的。特别是儿

孩子们
Photo by Charlein Gracia on Unsplash

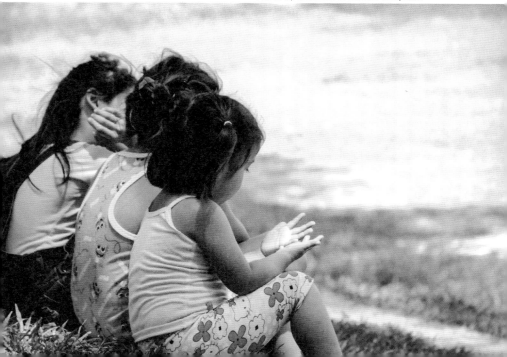

童,对他们进行隔离比较困难,而且儿童也很容易被传染。如果人们时刻保持警惕,可以减少被传染的机会。事实上,我们在日常生活中多注意一些小细节也可以避免被传染,比如注意手部卫生和咳嗽礼仪,避免手和面部的接触,如用手揉眼睛和挖鼻孔等。

13　结　　论

以下总结了几条主要的观点并对在讨论全球传染性疾病的过程中遇到的问题进行了简要论述。

(1) 现代航空旅行创造了一个全新的互联世界。任何容易通过人与人之间进行传播(特别是气溶胶)的病原体不再局限在某块陆地上。这一事实在克里斯托弗·哥伦布和詹姆斯·库克等人进行探索之前就一直存在。虽然航海船只行驶缓慢,却导致了新型传染病,如麻疹和天花,也给从未感染过这些传染病病毒的土著人带来了灾难性的后果。而且现在我们彼此之间生活的距离远比所认为的要近。

(2) HIV 感染的经验告诉我们,那些不具有明确的传染性且通过性传播或血液传播的病原体,在最开始时的分布是非常局限的,但随着环境和生活方式的改变(如快速的航空旅行、性开放等),这种病原体感染突然成为主要的流行性疾病。

(3) 人类经历的流行病有以下几种传播形式:"快速传播"(如流感),"缓慢传播"(如 HIV 感染),"通过针头传播"(如丙肝),"未达到预警水平的传播"(如诺如病毒感染),"海洋局限"(如基孔肯雅热,这种疾病由蚊虫携带病毒传播,由于海洋的阻隔,无法跨越海洋传播)。

（4）当前在人们家庭内部流行的病毒的突变体可在局部出现并向全球蔓延。这种情况通常发生于季节性流感中，而按照惯例，涉及常见流感毒株变种的季节性流感，是不会被描述为大流行的，针对诺如病毒的相关术语的使用情况可能不同。

（5）有些情况如多重耐药结核杆菌等，当它们从某些野生或家养动物跨越物种传染到人时，流行性疾病的病原体就会在人群中出现。

（6）到目前为止，人类流行性疾病均是由感染温血脊椎动物的病原体导致的，其中也可能涉及虫媒，但这必然会限制疾病的地理分布。

（7）尽管有些已知的宿主（如甲流病毒的宿主——猪）值得我们去密切监测，但病原体从一个物种跨越到另一个物种是随机且不可预测的。

（8）森林面积的减少、独特的烹饪方式和冒险的生活方式逐渐增多，均会导致人与野生物种密切接触，也会使疾病发生的风险增加。

(9）从跨物种到开始流行，新型传染病在其储存宿主体内相对无害，至少不是急性致命的，并表现出进化均衡，使得病毒排出时间延长，但此时被感染的动物仍处于活动状态，这会导致疾病的传播。

(10）麻疹和天花在太平洋和美洲地区原住民中引起新型流行性疾病这一历史时期，"一扇窗"为我们打开了，那就是有意释放多发性黏液瘤病毒来控制澳大利亚的野兔数量。随着抵抗力的出现，野兔的数量开始回升，45 年后又根据同样的原理采用了出血性杯状病毒。在这两起事件中，该措施一开始在兔群中造成很高的死亡率，但由于自然选择引起抵抗基因的进化，兔子数量逐渐回升，如 1950 年前的"兔瘟疫"再也没有发生过。

(11）没有哪种流行病能够消灭人类。即使没有现代科学的保护，我们依然能幸免于天花、结核病以及历史上其他典籍所记载的瘟疫。通过生物进化分析推断：很久以前，人口数量还很少，感染性疾病可能是导致基因"瓶颈"的原因，但对此还没有形式化的证据。

(12）在 1918—1919 年流感肆虐之后，流行病病原体的毒力随时间降低。那是因为当我们通过药物来保护被感染者(如HIV 感染者)以控制死亡率时,这种自然选择的过程也被阻断了。

(13)病毒一旦在种群内留存下来,它们的传播机制极少会被改变,感染鸟类的甲型流感病毒除外。因为在鸟类体内经胃肠道排出的低致病毒株可以突变成可感染肺部和脑部的高致病病毒。

(14)流感也告诉我们通过呼吸道传播的病毒很有可能引起未来的流行性疾病,只有对人类的旅行进行最严格且直接的限制才能控制传染病的传播,但这种限制只是暂时的。

(15)假如有超过 30% 的感染者病情加重甚至死亡,我们就可以采取这种限制措施。最坏的情形就是当死亡率在 1% ~ 3% 时,最终会导致全球 7000 万~2.1 亿人死亡。这种传染病会在我们意识到问题前就开始流行。

(16)我们经历了两次残忍的世界大战,以及 1918—1919 年、1957 年、1968 年、2009 年的流感大流行,AIDS 流行,乙肝和丙肝的流行等。1900—2012 年,人类家庭规模的增长超过 4 倍。在现代科学时代来临之前,除非由于其他原因出现大规模的社会分裂,传染性疾病无疑会成为限制人口数量的主要原因,但我个人认为传染性疾病在未来是可以克服的。

(17)我认为稳定人群规模最好的办法就是教育并授权妇女来解决如疟疾和结核病等问题,并达到联合国为所有儿童提供合格疫苗的千年目标。特别是在传统的农业社会,如果人们不知道自己的孩子是否能存活,就不要期望其控制家庭成员数。

(18)我们应对疾病大流行和安全渡过大流行时期的能力在持续提高。我们不应该害怕,而是要有对抗流行性疾病的意识,保持警惕并做好准备。

(19)我们可以采取一些措施来保护自己和家人,以及其他人群,但需要提前思考这些措施。培养咳嗽礼仪、注意避免手和面部的接触、保持手部卫生等相关的个人习惯就是一个很好的开始。

(20)任何形式的防护措施,都需要依靠政治意愿和资金(来源于政府和个人)来维持国家边界的完整性(检疫),因此要对公共卫生领域的服务和实验室专业人员给予支持,对新型药物和改良疫苗的研究给予资助。

　　（21）传染性疾病不分财富、权力或个人功绩。关于流行性传染性疾病,例如面对可快速传播的呼吸道疾病病毒时,最终需要大家共同努力去战胜它。

延伸阅读

书籍

Alibek, K. , and Handelman, S. *Biohazard: The chilling true story of the largest covert biological weapons program in the world—told from inside by the man who ran it*. New York: Random House, 2000.

Barry, J. M. *The great influenza: The story of the greatest pandemic in history*. New York: Viking Press, 2004.

Bazin, H. *The eradication of smallpox: Edward Jenner and the first and only eradication of a human infectious disease*. London: Academic Press, 2000.

Crosby, A. W. America's *Forgotten pandemic: The influenza of* 1918. 2nd ed. Cambridge: Cambridge University Press, 2003.

Doherty, P. C. *Their fate is our fate: What birds tell us about our health and our' world*. New York: THE EXPERIMENT, 2013.

Eron, C. , 1981. *The virus that ate cannibals*. New York, Macmillan.

Garrett, L. *The coming plague: Newly emerging diseases in a world out of balance*. New York: Penguin, 1994.

Geison, G. L. *The private science of Louis Pasteur*. Princeton, NJ: Princeton University Press, 1995.

Henderson, D. A. , and Preston, R. *Smallpox—the death of a disease: The inside story of eradicating a worldwide killer*. Amherst, NY: Prometheus Books, 2009.

Kaufmann, S. *The new plagues: Pandemics and poverty in a globalized world*. London: Haus Publishing, 2009.

Knipe, D. M. , and Howley, P. M. , eds. *Field's virology*. 5th ed. Philadelphia: Wolters Kluwer Health Lippincott Williams & Wilkins, 2006.

Kolata, G. *The story of the great influenza pandemic*. New

York: Touchstone, 1999.

Mims, C. *The war within us: Everyman's guide to infection and immunity*. London: Academic Press, 2000.

Mullis, K. *Dancing naked in the mind field*. New York: Pantheon, 1998.

Oldstone, M. B. A. *Viruses, plagues and history*. New York: Oxford University Press, 1998.

Offit, P. A. *Deadly choices: How the anti-vaccine movement threatens us all*. New York: Basic Books, 2011.

Pepi, J. *The origin of AIDS*. Cambridge: Cambridge University Press, 2011.

Piot, P. *No time to lose: A life in pursuit of deadly viruses*. New York: W. W. Norton, 2012.

Preston, R. *The demon in the freezer: The terrifying truth about the threat from bioterrorism*. London: Headline Book Publishing, 2002.

Quammen, D. *Spillover: Animal infections and the next human pandemic*. New York: W. W. Norton, 2012.

Wolfe, N. *The viral storm: The dawn of a new pandemic age*. New York: Time Books, Henry Holt, 2011.

AIDS

Cohen, J. Halting HIV/AIDS epidemics. *Science* 334: 1338-1340, 2011.

Cohen, J., and Shelton, D. HIV treatment as prevention: ARVs as HIV prevention, a tough road to wide impact. *Science* 334: 1628 and 1645-1646, 2011.

Fauci, A. S. AIDS: Let science inform policy. *Science* 333: 13, 2011.

Feidi, R. A., et al. Dimeric 2G12 as a potent protection against HIV-1. *PloS Pathogens* 6: e1001225, 2010.

Gilbert, P. B., et al. Statistical interpretation of the RV144 HIV vaccine efficacy trial in Thailand: A case study for statistical issues in efficacy trials. *J. Infect. Dis.* 203: 969-975, 2011.

Hütter, G., and Ganepola, S. Eradication of HIV by

transplantation of CCR5- deficient hematopoietic stem cells. *The Scientific World J.* 11: 1068-1076, 2011.

Korber, B., et al. Timing the ancestor of the HIV-1 pandemic strains. *Science* 288: 1789-1796, 2000.

Sattenau, Q. J. A sweet cleft in HIV's armour. *Nature* 480: 324-325, 2011.

Shattock, R. J., Warren, M., McCormack, S., and Hankins, C. A. Turning the tide against HIV. *Science* 333: 42-43, 2011.

Wadman, M. Cutbacks threaten HIV gains. *Nature* 480: 159-160, 2011.

Zhang, J., et al. Retroviral restriction factors TRIM5 alpha: Therapeutic strategy to inhibit HIV-1 replication. *Curr. Med. Chem.* 18: 2649-2654, 2011.

蝙蝠、昆虫、啮齿动物和出血性病原体

Breed, M. F. F., et al. Evidence of endemic Hendra virus infection in flying-foxes (Pteropus conspicillatus):

Implications for disease risk management. *Plos One* 6: e28816, 2011.

Feldmann, H. , and Geisbert, T. W. Ebola haemorrhagic fever. *The Lancet* 377: 849-862, 2011.

Gowen, B. B. , and Holbrook, M. R. Animal models of highly pathogenic RNA viralinfections: Hemorrhagic fever viruses. *Antiviral Research* 78: 79-90, 2008.

Halpin, K. , et al. Pteropid bats are confirmed as the reservoir hosts of henipaviruses: A comprehensive experimental study of virus transmission. *Am. J. Trop. Med. Hyg.* 85: 946-951, 2011.

Hanna, J. N. , Carney I. K. , Smith, G. A. , et al. Australian bat lyssavirus infection: A second human case, with a long incubation period. *Med. J. Aust.* 172: 597-599.

Jamieson, D. J. , et al. Lymphocytic choriomeningitis virus: An emerging obstetric pathogen. *Am. J. Obstet. Gynecol.* 194: 1532-1536, 2006.

Leroy, E. M. , et al. Fruit bats as reservoirs of Ebola virus.

Nature 438: 575-5876, 2005.

Pulmanausahakul, R. Chikungunya in Southeast Asia: Understanding the emergence and finding solutions. *Int. J. Infect. Dis.* 15: E671-E676, 2011.

Yu, X.-Y., et al. Fever with thrombocytopenia associated with a novel Bunyavirus in China. *New Engl. J. Med.* 364: 1523-1532, 2011.

生物恐怖和实验室安全

Dellaporta, T. Laboratory accidents and breeches in biosafety: They do occur! *Microbiology Australia* 29: 62-65, 2008. http://www. theasm. org. au/uploads/pdf/MA_May_08. pdf.

Doherty, P. C. , and Thomas, P. G. Dangerous for ferrets: Lethal for humans? *BMC Biology* 10:10, 2012. http://www. biomedcentral. com/1741-7007/10/10.

Domaradaskij, I. V. , and Orent, W. Achievements of the Soviet biological weapons programme and implications for the future. *Rev. Sci. Tech.* 25: 153-161, 2006.

Jackson, R. J., et al. Expression of mouse interleukin 4 by a recombinant ectromelia virus suppresses cytotoxic lymphocyte responses and overcomes genetic resistance to mousepox. *J. Virol.* 75: 1205-1210, 2001.

Merka, T. J., et al. Development of a highly efficacious vaccinia-based dual vaccine against smallpox and anthrax, two important bioterror entities. *Proc. Natl. Acad. Sci. USA.* 107: 18091-18096, 2010.

Nordmann, B. D. Issues in biosecurity and biosafety *Int. J. Antimicrob. Agents* 36: S1, S66-S69, 2010.

Rasko, D., et al. Bacillus anthracis comparative genome analysis in support of the Amerithrax investigation. *Proc. Natl. Acad. Sci. USA* 108: 5027-5032, 2011.

Sandstrom, G., et al. A Swedish/European view of bioterrorism. *Ann. NY Acad. Sci.* 916: 112-116, 2000.

普通感冒研究组

A short film of what went on there can be found at: http://

www. britishpathe. com /video /common-coldresearch-unit-salisbury.

药物和耐药性

Farnia, P. , and Behesti, S. Totally drug resistant TB strains: Evidence of adaption at the cellular level. *Eur. Resp. J.* 34: 1203, 2009.

Sugaya, N. , et al. Long-acting neuraminidase inhibitor lanamivir octanoate (CS-8958) versus Oseltamivir as treatment for children with influenza virus infection antimicrob. *Agents Chemother.* 54: 2575-2582, 2010.

Wright, A. , and Zignol. M. Rapporteurs: Anti-tuberculosis drug resistance in the world. WHO Report Number 4, pp. 1-142, 2008. Available online atwww. who. int / topics /tuberculosis /en /.

Zignol, M. , et al. Modernizing surveillance of antituberculosis drug resistance: From special surveys to routine testing. *Clin. Infect. Dis.* 52: 901-906, 2011.

经济学和人类/动物方程

Barber, L. M. ,Schleier, J. J. , III, and Peterson, R. K. D. Economic cost analysis of West Nile Virus outbreak, Sacramento County, California, USA, 2005. *Emerg. Infect. Dis.* 16: 480-486, 2010.

Curley, M. , and Thomas, N. Human security and public health in Southeast Asia: The SARS outbreak. *Aust. J. International Affairs* 58: 17-32, 2004.

Hehme, N. Influenza vaccine supply: Building long-term sustainability. *Vaccine 26S:* D23-D26, 2008.

Molinari, N. A. , et al. The annual impact of seasonal influenza in the US: Measuring disease burden and costs. *Vaccine* 25: 5086-5096, 2007.

Smith, J. , et al. Cost effectiveness of a rotavirus immunization program for the United States. *Pediatrics* 96 , 609-615, 1995.

Smyth, G. B. ,Dagley, K. , and Tainsh, J. Insights into the

economic consequences of the 2007 equine influenza outbreak in Australia. *Aust. Vet. J.* 89: Suppl. 1, 151-158, 2011.

Xue, Y. , Kristiansen, I. S. , and Freiesleben de Blasio, B. Modeling the cost of influenza: The impact of missing costs of unreported complications and sick leave. *BMC Public Health* 10: 724. http://www. biomedcentral. com/.

肝炎、血液供应、诺如病毒和其他地方性的人类病原体

Bull, R. A. , et al. Rapid evolution of pandemicnoroviruses of the GII. 4 lineage. *Plos Pathogens* 6 (3): e1000831, 2010.

CDC Division of Viral Hepatitis. *Disease burden from viral hepatitis A, B, C in the United States.* http://www. cdc. gov /hepatitis /Statistics / 2009Surveillance /index. htm.

CDC Morbidity and Mortality Weekly Report Progress Toward Strengthening National Blood Transfusion Services in 14 Countries, 2008-2010. http://www. cdc. gov /mmwr /preview /mmwrhtml / mm6046a2. htm.

Chen, S. L. , and Morgan, T. R. The natural history of
hepatitis C virus (HCV) infection. *Int. J. Med Sci*. 3:
47-52, 2006.

Kaplowitz, J. G. , et al. A serologic follow-up of the 1942
epidemic of postvaccination hepatitis in the United States
Army. *N. Engl. J. Med*. 316: 965-970, 1987.

Measles and Rubella. 2009. WHO. http://www. euro. who.
int/en/whatwe-do/health topics/communicable-diseases/
measles-and-rubella.

Shrestha M. P. , et al. Safety and efficacy of a recombinant
hepatitis E vaccine. *New. Engl. J. Med*. 356: 895-
903, 2007.

免疫、疫苗和免疫缺陷

Bolstrigdge, J. , et al. Helminth therapy to treat Crohn's
and other autoimmune diseases. *Parasitology Research
Monograph* 1: 211-225, 2011.

Dean, A. S. , et al. Incompletely matched influenza vaccine

still provides protection in frail elderly. *Vaccine* 28: 864-886, 2010.

Falsey, A. R. , and Walsh, E. E. Respiratory syncytial virus infection in elderly adults. *Drugs & Aging* 22: 577-587, 2005.

Kotturi, M. F. , et al. A multivalent and cross-protective vaccine strategy against arenaviruses associated with human disease. *PloS Pathogens* 5: e1000695, 2009.

Kupferschmidt, K. 2011. Taking a new shot at a TB vaccine. *Science* 334: 1488-1490, 2011.

Openshaw, P. J. M. , and Dunning, J. Influenza vaccination: Lessons learned from the pandemic (H1N1) 2009 influenza outbreak. *Mucosal Immunology* 3: 422-424, 2010.

Warfield, K. L. , and Aman, M. J. Advances in virus-like particle vaccines for filoviruses. *J. Infect. Dis* 204: Supplement 3: S1053-S1059, 2011.

流行性感冒

Bokalow, S. , et al. Severe H1N1-infection during pregnancy. *Arch. Gynecol. Obstet.* 284: 1133-1135, 2012.

Brody, H. , et al. Influenza. *Nature* 480 (7376) S1-S15, 2011.

Brundage, J. F. , and Shanks, G. D. Deaths from bacterial pneumonia during the 1918-1919 influenza pandemic. *Emerg. Infect. Dis.* 14: 1193-1199. 2008.

Cunha, P. A. Influenza: Historical aspects of epidemics and pandemics. *Infect. Dis. Clin. N. Am.* 18: 141-155, 2004.

Dunning, J. , and Openshaw, P. J. M. Impact of the 2009 influenza pandemic. *Thorax* 65: 471-472, 2010.

Flint, S. M. , et al. Disproportionate impact of pandemic (H1N1) 2009 influenza on indigenous people in the top end of Australia's Northern Territory. *Med. J. Aust* 192: 617-622, 2010.

Hung, L. S. R. The SARS epidemic in Hong Kong: What lessons have we learned? *J. Roy. Soc. Med.* 96: 374-378, 2003.

La Ruche, M., et al. The 2009 pandemic H1N1 influenza and indigenous populations of the Americas and the Pacific. *Eurosurveillance* 14: 51-56, 2009.

Michaan, N., et al. Maternal and neonatal outcome of pregnant women infected with H1N1 influenza virus (swine flu). *J. Maternal-Fetal & Neonatal Med.* 25: 130-132, 2012.

Noah, M. A., et al. Referral to an extracorporeal membrane oxygenation center and mortality among patients with severe 2009 influenza A (H1N1). *JAMA* 306: 1659-1668, 2011.

Taubenberger, J. K., Hultin, J. V., and Morens, D. M. Discovery and characterization of the 1918 pandemic influenza virus in historical context. *Antiviral Therapy* 12: 581-591, 2007.

Webster, R. G., Bean, W. J., Gorman, O. T.,

Chambers, T. M. , and Kawaoka, Y. Evolution and ecology of influenza A viruses. *Microbiol. Rev.* 56: 152-179, 1992.

Yuen, K. Y. ,Peiris, M. , et al. Clinical features and rapid viral diagnosis of human disease associated with avian influenza A H5N1 virus. *Lancet* 351: 467-471, 1998.

疯牛病和海绵状脑病

Armitage, W. J. , Tullo, A. B. , and Ironside, J. W. Risk of Creutzfeldt-Jakob disease transmission by ocular surgery and tissue transplantation. *Eye* 23: 1926-1930, 2009.

Berger, J. R. , Weisman, E. , and Weisman, B. Creutzfeldt-Jakob disease and eating squirrel brains. *The Lancet* 350: 642, 1997.

Forge, F. , and Frechette, J. D. Mad cow disease and Canada's cattle industry. 2005.

Haley, N. J. , et al. Detection of chronic wasting disease prion proteins in salivary, urinary and intestinal tissues of deer: Possible mechanisms of prion shedding and transmission. *J. Virol*. 85: 6309-6318, 2011.

Library of Parliament Information and Research Service. http://www. parl. gc. ca/Content/LOP/researchpublications/ prb0301-e. htm.

Prusiner, S. B. 1997. Nobel Lecture. http://www. nobelprize. org/mediaplayer/ index. php? id=1714.

Rich, J. A. , and Hall, S. M. BSE case associated with prion protein gene mutation. *PLoSPathogens* 4: e1000156, 2008.

Sigurdson, C. J. , and Miller, M. W. Other animal prion diseases. *Brit. Med. Bull*. 66: 199-212, 2003.

Smith, P. G. , and Bradley, R. Bovine spongiform encephalopathy and its epidemiology. *Brit. Med. Bull*. 66: 185-198, 2003.

大流行、流行和暴发

Bitar, D. M. , Goubar, A. , and Desenclos, J. C.

International travels and fever screening during epidemics: A literature review on the effectiveness and potential use of non-contact infrared thermometers. *Eurosurveillance* 14 (6): 1-4, 2009. www. eurosurveillance. org.

Budd, L. , Bell, M. , and Brown, T. Of plagues, planes and politics: Controlling the global spread of infectious diseases by air. *Political Geography* 28: 426-435, 2009.

Falsey, A. R. , et al. Long-term care facilities: A cornucopia of viral pathogens. *J. Am. Geriat. Soc* 56: 1281-1285, 2008.

Foxwell, A. R. , Roberts, L. , Lokuge, K. , and Kelly, P. M. Transmission of influenza on international flights, May 2009. *Emerg. Infect. Dis.* 17: 1188-1194, 2011.

Gostin, L. O. , and Berkman, B. E. Pandemic influenza: Ethics, law, and the public's health. *Admin. Law Rev.* 59: 121-175, 2007.

Gralton, J. , and McLaws, M. L. Protecting healthcare workers from pandemic influenza: N95 or surgical masks? *Crit. Care Med*. 38: 657-667, 2010.

Jones, R. M. , and Adida, E. Influenza infection risk and

predominant exposure routeuncertainty analysis. *Risk Analysis* 31: 1622-1631, 2011.

MacNeil, A., et al. Filovirus outbreak detection and surveillance: Lessons from Bundibugyo. *J. Infect. Dis.* 204: Supplement 3: S761-S767, 2011.

Morawska, L., et al. Modality of human expired aerosol size distributions. *J. Aerosol, Sci.* 42: 839-851, 2011.

Nicas, M., and Jones, R. M. Relative contributions of four exposure pathways to influenza infection risk. *Risk Analysis* 29: 1292-1303, 2009.

Osterholm, M. T. Preparing for the next pandemic *New Engl. J. Med.* 352: 1839-1842, 2005.

Pedrosa, P. B. S., and Cardosa, T. Viral infections in workers in hospital and research laboratory settings: A comparative review of infection modes and respective biosafety aspects. *Int. J. Infect. Dis.* : E366-E376, 2011.

Reissman, D. B. Pandemic influenza preparedness: Adaptive responses to an evolving challenge. *Journal of Homeland Security and Emergency Management* 3 (13): June 2006. http://www.bepress.com/jhsem/vol3/iss2/13.

Suk, J. E. , and Semenza, J. C. Future infectious disease threats to Europe. *Am. J. Pub. Hlth.* 101: 2068-2079, 2011.

Truscott, J. , et al. Essential epidemiological mechanisms underpinning the transmission dynamics of seasonal influenza. *J. R. Soc. Interface* 9: 304-312, 2012.

SARS

Chang, K. O. Control of severe acute respiratory syndrome Singapore. *Env. Health Prevent. Med.* 10: 225-220, 2005.

Goh, K-T. Epidemiology and control of SARS in Singapore. *Ann. Acad. Med. Singapore* 35: 301-316, 2006.

Gu, J. , et al. Multiple organ infection and the pathogenesis of SARS. *J. Exp. Med.* 202: 415-424, 2005.

Small, M. ,Tse, T. K. and Walker, D. M. Super-spreaders and the rate of transmission of the SARS virus. *Physica. D.* 215: 146-158, 2006.

译后记

"庚子鼠年，疫情来袭，全民抗疫"。本书即将出版时，中国人民正在奋力抗击新型冠状病毒肺炎疫情。2020 年的新春佳节因这一场来势汹汹的疫情而变得格外壮烈，武汉"封城"，医护人员"请战出征"，全民"戒备"。这场疫情时时刻刻都牵动着亿万华夏儿女的心。

2019 年末在中国湖北省武汉市暴发了新型冠状病毒（COVID—19）感染所致肺炎的疫情，该病毒于 2020 年 2 月 11 日被世界卫生组织正式命名。由于新型冠状病毒肺炎具有传染性强，潜伏期易感染，临床症状不典型等特点，其流行病学基本规律和特点不甚明了，且目前尚无明确的特异性预防和治疗措施。在不到 2 个月时间里在全中国蔓延开来，该突发公共卫生事件给武汉市带来了前所未有的困难与挑战，也让全中国面临前所未有的防疫危机。

国家很快将新型冠状病毒肺炎纳入乙类传染病，按照甲类传染病管理，多个省份和地区启动突发公共卫生事件一级响应。但是，由于该病毒传播力强、传播途径尚不明确，为疫情的预测预警带来了很大困难。在新型冠状病毒肺炎疫情暴发以来，我国正着重提高应对重大突发公共卫生事件的能力和水平，全国动员、全面部署、快速反应，采取了最全面、最严格的防控举措应对疫情传播。

对于新型冠状病毒肺炎疫情防控，各大媒体起到了至关重要的宣传作用。对于普通民众来说，平时积累疫情防控的基本知识，在疫情暴发时能够做到基本的自我保护，这是至关重要的。通过宣传，民众能够理解国家采取的各种防控措施，并及时响应，这对于重大突发公共卫生事件的防控具有重要意义。

因此，我们希望通过本书有关章节的相关流行病学知识的介绍，能对民众抗击新型冠状病毒肺炎疫情提供一些基本防控知识，引导民众积极应对重大突发公共卫生事件，努力将疫情的危害降至最低。在这场没有硝烟的战"疫"里，谁也不是局外人。只要我们万众一心、同舟共济，在中国政府的强有力领导下，就一定能打赢疫情防控的人民战争！

聂绍发、程瑶

2020 年 **2** 月

于中国武汉